L'EMBOLIE

L'HÉMORRHAGIE

CÉRÉBRALES

Symptomatologie comparée et Diagnostic

PAR

LE Dr VICTOR THEVENET

LYON

ANCIENNE IMPRIMERIE A. WALTENER ET Cie

L'EMBOLIE

ET

L'HÉMORRHAGIE

CÉRÉBRALES

Symptomatologie comparée et Diagnostic

PAR

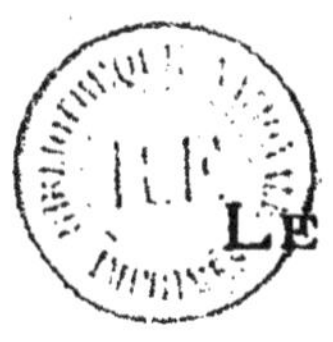

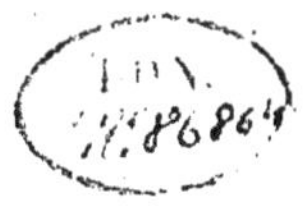

LE Dr VICTOR THEVENET

Ex-interne des Hôpitaux de Lyon,

Lauréat de l'internat (prix Bouchet, médecine 1891)

LYON

ANCIENNE IMPRIMERIE A. WALTENER ET Cie

Paul LEGENDRE & Cie, Suc^rs

14, rue Belle-Cordière, 14

1894

Au Docteur Chessy, en mémoire de la tour St Hugues, souvenir très amical,

Dr Victor [illegible]

PRÉFACE

La double question du pronostic et du traitement rationnel d'une lésion de l'encéphale exige, pour être résolue, autre chose que la simple constatation d'une paralysie. Or, cette solution n'est pas moins importante quand il s'agit de l'hémorrhagie et de l'embolie cérébrales que pour toute autre altération du cerveau.

On peut dire que, contrairement à ce qui se passe dans l'hémorrhagie, l'embolie tue rarement par elle-même; elle est surtout une complication plus qu'une maladie autonome, et ici, lorsque la mort est à craindre, c'est la plupart du temps par l'affection primitive plutôt que par la complication. Voilà pour le pronostic.

Quant au traitement, dans un cas il faudra fortifier le cœur habituellement malade; même s'il ne l'est pas, encore ne devra-t-on rien négliger pour augmenter l'impulsion du courant sanguin, qui, chez certains malades, pourra parvenir à fragmenter un obstacle quelquefois fragile (*Abercrombie*). S'agit-il d'un épanchement sanguin, il sera logique au contraire de modérer le cœur et peut être de soustraire du sang, afin qu'une pression trop forte n'aille pas prolonger l'hémorrhagie commencée.

Bien des auteurs, depuis *Virchow*, se sont occupés de la question que nous essayerons de traiter, et dans la thèse classique de *Lancereaux*, qui date de 1862, nous trouvons déjà la plupart des éléments du diagnostic en question. Et ne semble-t-il pas qu'on devrait s'excuser d'avoir eu la prétention de dire quelque chose de nouveau sur un thème si souvent et si bien étudié ? Nous n'étions pas loin de le croire, le jour où nous avons abordé le sujet proposé pour le prix Bouchet, en 1894 : « Etablir par des faits précis, avec observations et autopsies, les signes différentiels de l'hémorrhagie cérébrale et du ramollissement par embolie ». Mais bientôt, et à mesure que nos recherches devenaient plus complètes, cette idée préconçue se modifiait en nous : nous nous sommes convaincu d'abord que si la question avait été bien des fois étudiée accessoirement ou dans certaines de ses parties, jamais on ne l'avait traitée exclusivement et dans son ensemble. Il nous a semblé qu'à certains éléments on avait attribué une importance tantôt insuffisante, tantôt exagérée. Sans doute notre tâche s'est presque bornée à recueillir et comparer des faits souvent très anciens, à contrôler et rectifier timidement des opinions peu nouvelles ; mais si nous pouvions croire qu'elle a été bien conduite, nous la trouverions suffisante.

Il nous a semblé pourtant que le champ de l'hémorrhagie cérébrale avait été trop minutieusement fouillé pour que l'espoir nous restât d'y glaner encore; c'est pourquoi, sauf en ce qui concerne le fond de l'œil, nous avons porté nos investigations surtout sur le terrain de l'embolie.

Il y a quelques années, M le Dr *Clément*, médecin de l'Hôtel-Dieu, dans une communication à la *Société médico-chirurgicale de Lyon*, démontrait par quelques observations, que l'examen du fond de l'œil était capable de donner des indications importantes sur l'existence d'un épanchement encéphalique. Nous avons essayé dans ce mémoire de préciser la question.

A la limite réciproque de l'hémorrhagie et de l'embolie, est une lésion mixte *l'hémorrhagie cérébrale d'origine embolique* résultant le plus souvent d'un *anévrysme embolique*.. Nous avons étudié un peu longuement ce sujet qui nous parait être resté jusqu'ici, à peu près ignoré en France. Seul, à notre connaissance, M. *Brissaud*, dans un magistral article récemment paru (1) que nous venons de parcourir à la hâte, mentionne d'après *Ponfick*, l'anévrysme cérébral embolique. Remarquons que, même à propos de certaines hémorrhagies emboliques du cerveau pour lesquelles, n'ayant pas trouvé d'anévrysme évident, on voudrait invoquer le mécanisme de l'infarctus, encore pourrait-on dire qu'il s'agit de faits peu connus. Car nous ne parlons pas ici de ce ramollissement aigu ou *apo-*

(1) *Embolie cérébrale*. T. VI, *du traité de médecine* CHARCOT-BOUCHARD.

plexie capillaire de Cruveilhier, conséquence de la « vascularisation exagérée qui se produit immédiatement après l'oblitération, autour de l'infarctus (1) », mais bien de véritables *infarctus hémorrhagiques diffus* du cerveau, dont l'étendue prouve bien qu'un vaisseau important a été ouvert.

Nous avons insisté sur l'état du cœur et des vaisseaux périphériques, parce qu'il nous a paru que ceux-ci pourraient donner plus fréquemment des indications précieuses, si on les interrogeait avec plus de soin ; et que l'absence presque constante de lésions valvulaires graves dans l'hémorrhagie cérébrale n'était pas suffisamment reconnue.

Enfin il nous a semblé que les « données étiologiques » pourraient être comparées encore avec profit pour le diagnostic de ces deux affections.

D'autre part, nous avons laissé complètement de côté certains symptômes dont l'importance est à peu près nulle dans ce sujet : telles l'hémianesthésie ou l'hémichorée ; ou certains encore comme l'aphasie l'escharre et les variations thermiques, si souvent étudiées à ce point de vue.

Nous avons rapporté à la suite de notre texte, et *numérotées en chiffres romains*, toutes les observations d'hémorrhagies cérébrales, que nous ayons pu trouver, dans lesquelles le résultat d'un examen ophthalmoscopique ait été consigné. Quant aux cas d'embolies cérébrales, nous ne pouvions songer à les relater ; aussi les avons-nous simplement énumérées,

(1) V. Soulier. *Etude critique sur le ramollissement cérébral. Journal de Méd. de Lyon.* 1867.

dans l'ordre où elles ont été trouvées, à la fin de ce mémoire, numérotées *en chiffres arabes* ; nous insistons sur ce point pour éviter les confusions. Nous avons éliminé systématiquement les observations non contrôlées par l'autopsie, sauf dans certains cas où le diagnostic s'imposait de toute évidence.

Les *embolies capillaires*, encore si obscures, et constituant un sujet tout à fait spécial, ont été rejetées hors de notre cadre.

Enfin, nous avons été obligé, sous peine d'allonger démesurément ce travail, d'éluder la plupart du temps la pathogénie des symptômes et de nous borner à la constation des faits.

Mais avant d'entrer dans notre sujet, qu'on veuille bien nous permettre d'adresser nos sincères remerciements et l'expression de notre profonde gratitude à tous ceux, Maîtres ou amis, qui ont bien voulu encourager, conseiller et faciliter nos modestes recherches :

A M. le Professeur Soulier pour l'honneur qu'il nous a fait en acceptant la présidence de notre thèse, et plus encore pour la cordiale bonté avec laquelle nous avons été accueilli par lui.

A notre maître, M. le Professeur Lépine qui a bien voulu nous permettre de développer ses opinions sur certaines particularités de la symptomatologie des embolies, et qui surtout, à un point de vue général, a mûri notre éducation clinique par un enseignement magistral dont nous regrettons de n'avoir pu profiter plus longtemps ;

A Monsieur le docteur Clément, à qui nous devons

plusieurs observations, et surtout l'idée directrice qui nous a guidé dans nos recherches sur l'état du fond de l'œil;

A M. le docteur Rossigneux, ex-chef de clinique ophthalmologique, et à nos collègues et amis L. Auraud et G. Gayet, dont l'assistance a si complaisamment secouru notre inexpérienceen ophthalmoscopie;

Enfin à M. le docteur Frenkel, à l'obligeance duquel nous avonseu recours si souvent pour la traduction de nombreux extraits des auteurs allemands et russes.

Lyon, 30 novembre 1894.

CHAPITRE I

Données étiologiques.

I. — Antécédents du malade

On peut objecter peut-être que les antécédents héréditaires ou personnels d'un malade ne font pas partie du tableau clinique d'une affection. Nous avons cru néanmoins devoir rechercher, dans une question de diagnostic différentiel, s'ils étaient capables de nous fournir quelque indice utile.

Antécédents héréditaires.

Relativement à l'hérédité, il est certain que dans le cas où l'on trouvera l'hémorrhagie cérébrale chez les proches du malade, une petite probabilité de plus sera acquise en faveur de ce diagnostic. On se rappellera « qu'il est des familles dans lesquelles « on peut suivre l'hérédité de l'hémorrhagie céré-

« brale à travers plusieurs générations, au moins « aussi nettement qu'on suit la trace de la phtisie « ou du cancer (1) ».

Mais cette probabilité devra toujours s'effacer devant les arguments fournis par l'examen direct, et ne fixer une décision toujours réservée que si ceux-là ont laissé l'observateur dans une complète incertitude.

Pour ce qui concerne l'embolie, nous ne croyons pas qu'aucun indice puisse être demandé à l'hérédité du patient.

Antécédents personnels.

Les antécédents personnels, envisagés aussi au point de vue diagnostique, n'ont également qu'une valeur très relative. L'alcoolisme, le saturnisme, la syphilis même peuvent favoriser la production des anévrysmes miliaires.

D'autre part, nous avons rassemblé tout ce que nous avons trouvé signalé à ce sujet dans nos observations d'embolie cérébrale ; nous aurons à parler plus loin, dans un autre chapitre, des ictus antérieurs et des symptômes d'affection cardiaque ancienne occasionnée le plus souvent par une ou plusieurs attaques de rhumatisme articulaire aigu. Le *rhumatisme*, en effet, presque constamment aigu et généralisé, est la maladie surtout notée dans les

(1) Dieulafoy. Communication à l'Acad. de méd. v.. *Gaz. hebd.* 1876. V. aussi Vlantassopoulo : *de l'hérédité dans l'hémorrhagie cérébrale*, th. de Paris 1891.

antécédents de ces malades; 24 fois sur 63 cas de notre statistique, sans compter les observations certainement au moins aussi nombreuses dans lesquelles l'interrogatoire incomplet a laissé passer des attaques rhumatismales antérieures sans les mentionner.

Deux fois (obs. 1 et 46) les embolies sont survenues un mois, et une fois (obs. 14) six semaines *après un accouchement*, des colonies microbiennes provenant des vaisseaux périutérins s'étant sans doute fixées sur l'endocarde pour y déterminer un processus infectieux.

Mais on sait d'autre part que l'hémorrhagie cérébrale a été signalée comme fréquente chez les femmes récemment accouchées. D'après notre maître, *M. Vinay*, « on peut affirmer alors qu'on est en présence de malades albuminuriques », et l'ictus survient non point comme dans le cas d'embolie, après un temps suffisant pour permettre le développement d'un processus infectieux, mais « pendant le travail ou pendant les douleurs qui suivent la parturition, la femme perd connaissance...... Le plus souvent, c'est à la suite d'accès éclamptiques que l'apoplexie apparait soudainement » (1).

Ajoutons que, certainement, un embolus pourrait aussi se détacher d'un cœur anciennement malade au moment même des douleurs d'expulsion, celles-ci ayant mobilisé un caillot ou une végétation en

(1) Ch. Vinay. *Traité des maladies de la grossesse et des suites de couches*, 1894, p. 601.

mminence de départ, mais pareil hasard restera, croyons-nous, exceptionnel. Enfin, l'absence d'albuminurie trancherait la question d'une façon presque définitive, dans le cas où l'hésitation n'existerait qu'entre ces deux affections, puisque M. Vinay n'a pas trouvé d'hémorrhagie cérébrale survenue pendant la grosesse, en dehors de la néphrite.

La *chorée*, par la fréquence relative de ses manifestations antérieurement à un ictus embolique (quatre cas : obs. 18, 32, 36, 56) semble se dénoncer comme dépendant du rhumatisme.

N. Pitt (1) cite la *blennorrhagie* comme ayant été la cause apparente des accidents dans deux de ses soixante-dix neuf observations. Une autre fois, ce fut un abcès de la prostate. Nous mentionnons comme étant peu connue cette étiologie possible.

Quant aux symptômes *d'obstructions artérielles* constatés dans les années ou dans les mois qui ont précédé l'hémiplégie, ils ont une importance sur laquelle nous insisterons davantage quand nous aurons à parler de l'état du cœur et du système circulatoire chez ces malades. Remarquons simplement que dans les observations 1, 21, 24, 29, 30, 44, nous voyons :

« Depuis quelque temps, des douleurs vagues dans les membres, plus vives au mollet, où l'on eût dit qu'un abcès allait se former. » (Obs. 1.)

(1) N. Pitt. — *On cerebral embolism and aneurysm* — *Brit. Med. J.* 12 avril 1890.

« Des symptômes d'embolie de plusieurs artères des membres. » (Obs. 21, 24, 29.)

« La disparition des pulsations de l'aorte abdominale. » (Obs. 29.)

« Un an avant l'ictus, le malade sentit dans le côté gauche de l'abdomen une douleur qui fut attribuée à des phénomènes toxiques. » Il fut démontré plus tard qu'elle avait marqué la formation d'un infarctus splénique. (Obs. 44.)

« Des taches ecchymotiques sur plusieurs doigts. »

Une syphilis antérieure ne peut guère aider à trancher le diagnostic : elle peut exceptionnellement être une cause d'embolie (1) comme aussi provoquer l'hémorrhagie cérébrale.

En somme, trois éléments commémoratifs sont à retenir en faveur d'une embolie cérébrale plus que de l'hémorrhagie :

1° Des attaques de rhumatisme articulaire aigu ou des convulsions choréiques ;

2° Des signes d'obstructions artérielles des membres, des viscères ou de la peau ;

3° L'ictus survenant plusieurs jours après l'accouchement ou, chez une malade non albuminurique, au moment de l'accouchement.

(1) Julien. *Maladies vénériennes* 1886, p. 957.
Dans le cas d'*Oppolzer*, qui répond au n° 10 de notre liste d'embolies, celle-ci fut attribuée à une gomme syphilitique du cœur. *N. Pitt*, dans son observation CLXXXII (anévrysme embolique), note que le malade avait eu la syphilis.

II. — Age et sexe

Sexe.

Le sexe du malade ne peut nous donner que des éléments de diagnostic si faibles que l'on pourrait presque les dire négligeables.

Nous ne saurions cependant nous dispenser de rappeler la fréquence plus grande des *hémorrhagies* chez l'homme : « *Gintrac* compte 401 hommes contre 299 femmes sur 700 malades; *Falret* : 1,660 hommes et 637 femmes sur 2,297, et *Hammond :* 153 hommes et 76 femmes sur 229 cas (1) ».

Peu importe à notre point de vue que la cause soit « que le sexe masculin est exposé ou s'expose à plus de causes d'hémorrhagie, comme l'alcoolisme, les efforts, etc ».

Dans l'*embolie,* au contraire, la proportion serait presque renversée, ce qu'on pourrait attribuer à la fréquence plus grande du rétrécissement mitral chez la femme. Nos observations se répartissent ainsi :

Sexe masculin	29
Sexe féminin.............................	33

Mais *N. Pitt* (2), de 1869 à 1888, à Guy's hospital, ayant trouvé dans 79 autopsies — soit 0.9 p. 100 de

(1) Grasset et Rauzier. *Traité pratique des maladies du système nerveux* 1891., t. I, p. 92.

(2) N. Pitt. Loc.cit.

la totalité des faits observés — l'embolie cérébrale, donne pour le partage entre les sexes :

Sexe masculin	14
Sexe féminin..................................	35

« Sans que rien, dans les observations, puisse indiquer pourquoi les hommes sont plus nombreux que les femmes. »

Totalisant les deux résultats, nous obtenons :

Hommes	73
Femmes	68

Soit deux chiffres s'écartant trop peu pour qu'il soit permis d'en tenir compte.

Age.

L'âge est à même de donner, dans certains cas, des indications plus importantes.

On sait la rareté de l'*hémorrhagie cérébrale* dans les premières années de la vie. L'article de *Brouardel* (1) contient plusieurs statistiques étendues, dont nous ne pouvons reproduire ici que la conclusion : la progression de l'hémorrhagie cérébrale est régulièrement croissante depuis la naissance jusqu'à 70 ans, puis décroissante; mais ce dernier fait n'est qu'apparent et s'explique par la diminution graduelle de la population après cet âge. En tout cas, sans dire que « l'hémorrhagie cérébrale ne survient qu'après 50 ans (2) », on peut affirmer qu'elle est rare avant

(1) BROUARDEL. *Dict. enc. des sc. méd., art. cerveau.*

(2) JEANNIN. *L'embolie cérébrale de la sylvienne droite.* — Thèse de Paris 1891.

cet âge là, et tout à fait exceptionnelle avant 20 ou même 30 ans. Cette éventualité sans doute peut se produire, mais nous verrons que, parmi ses causes possibles, il faut placer alors peut-être au premier rang « un anévrysme d'une artère cérébrale résultant d'une affection cardiaque préexistante (1) », anévrysme lui-même précédé d'une embolie.

C'est que pour l'*embolie* les conditions d'âge sont toutes différentes : « Le plus jeune malade, dit *Newton Pitt*, était âgé de 13 ans, le plus vieux, de 73 ; le reste des cas s'étendait de 13 à 60 ans, et la distribution suivant les âges était sensiblement uniforme pour des périodes successives de 10 ans, entre 10 et 60 ans. Les malades des deux âges extrêmes de la vie paraissent présenter une réelle immunité vis-à-vis de cette affection. »

Et voici le tableau publié par cet auteur; sous ses chiffres nous allons écrire les nôtres pour conclure sur un total plus fort, augmenté aussi par les cas de Lancereaux (2).

Ages :........	10-19	20-9	30-9	40-9	50-9	60-9	70-9
Stat. person..	9	16	9	6	7	6	2
Stat. Pitt.....	18	15	15	10	15	6	1
Stat. Lancereaux.	2	9	5	6	3	1	2
	29	40	29	22	25	13	5

On le voit, le maximum est dans l'âge moyen de la vie, entre 20 et 30 ans, les proportions étant peu

(1) J. Abercrombie. *Brit. Med. J.* 1890, p. 1323.
(2) Lancereaux. *De la thrombose et de l'embolie cérébrales.* Thèse de Paris 1862.

variables pour les autres dizaines, car il faut aussi tenir compte de la progression décroissante du nombre des vieillards.

En somme, comme il a été établi depuis longtemps, l'embolie est fréquente dans la première moitié de la vie, durant laquelle l'hémorrhagie est rare. Quant à la période de 0 à 10 ans, l'embolie n'y est point aussi exceptionnelle que pourraient le laisser supposer les tableaux de Pitt et Lancereaux mais il est évident que c'est dans les hôpitaux d'enfants et dans les recueils pédiâtriques qu'on pourra seulement les trouver : « L'endocardite s'observe chez le fœtus et l'enfant tout comme chez l'adulte, et peut au même titre produire des hémorrhagies cérébrales (1). »

Dans les 63 observations d'embolies qui ont servi de base à notre étude, 5 concernent des enfants âgés de moins de dix ans.

Pour la raison que nous avons indiquée plus haut, l'*anévrysme embolique* que nous étudierons à propos de l'état du cœur dans l'hémorrhagie cérébrale, nous fournira l'occasion de revenir sur cette question de l'âge des malades. Nous renvoyons donc après étude nos conclusions relatives au diagnostic.

III. — Saisons

On connait l'influence de la température sur la production de l'*hémorrhagie cérébrale*. *Hippocrate* pensait déjà que les apoplexies sont plus fréquentes

(1) Gibotteau Th. de Paris 1889.

en hiver qu'en été. *Gintrac*, réunissant 439 faits où la date de l'accident était notée et les catégorisant par chaque mois (1), compte de novembre à avril 57 cas de mort par hémorrhagie cérébrale de plus que de mai à octobre ce qui revient par pourcentage à une proportion de 56.5 contre 43.5.

D'autres auteurs ont rangé l'extrême chaleur parmi les causes capables de déterminer des hémorrhagies cérébrales, et *Lindsay* a observé, en 1833, une sorte d'épidémie d'apoplexie à Calcutta pendant la saison chaude.

Notant de notre côté les mois des ictus dans les cas d'*embolies cérébrales* dont nous avions consulté les observations (2), nous sommes arrivé au résultat suivant :

Janvier........	10	Mai	3	Septembre ...	4
Février.......	5	Juin..........	2	Octobre......	4
Mars..........	7	Juillet........	1	Novembre....	5
Avril.........	3	Août..........	1	Décembre....	7

Si nous additionnons, comme il a été fait pour l'hémorrhagie cérébrale, tous les cas de novembre à avril, et, d'autre part, tous ceux de mai à octobre, nous avons 15 pour cette dernière période et 37 pour la première; soit en ramenant le total 52 à 100 :

71.1 en face de 28.9, au lieu de 56.5 contre 43.5.

Il en résulterait que l'influence du froid serait beaucoup plus prononcée encore sur l'embolie que sur

(1) V. Brouardel. Loc. cit.

(2) Quelques observations ne portent pas les dates des ictus, d'où vient que nous n'arrivons pas à un total supérieur à 52, bien qu'ayant disposé de 63 cas.

l'hémorrhagie cérébrale. Une plus grande réceptivité des organismes pour les agents infectieux existerait-elle en hiver, conséquence de la débilitation des individus par le froid et des privations de cette saison ? A la faveur de ces conditions, les localisations microbiennes ne seraient-elles pas plus faciles sur les valvules cardiaques ? C'est sinon certain, du moins probable. On admet en tout cas comme démontré le réveil possible par le froid d'un processus infectieux momentanément endormi ; or, c'est en pareil cas surtout que l'embolie se produit le plus volontiers.

Quoi qu'il en soit, les proportions étant ici, bien que plus démonstratives, cependant dans le même sens que pour les hémorrhagies cérébrales et, d'autre part, notre statistique reposant sur un nombre insuffisant d'observations, nous ne pensons pouvoir tirer de là aucune conclusion dont le diagnostic doive tenir compte. Mais nous avons cru intéressant de signaler une particularité que nous n'avions trouvée notée nulle part.

CHAPITRE II

Ictus et phénomènes paralytiques.

Caractères et gravité de l'ictus

1° *Hémorrhagie cérébrale*

Les caractères de l'ictus apoplectique sont bien connus, et nous ne parlerons ici que de quelques-unes de ses particularités.

Prodromes. — « Ils se manifestent le plus souvent par des symptômes de congestion cérébrale, tels que : congestion à la tête, vertiges, léger engourdissement, troubles de la vue, mélanopsie, bourdonnements d'oreilles, surdité et sensation d'anxiété et d'oppression. Le caractère en souffre, les malades sont souvent agités, maussades et capricieux, et se plaignent de rêves et d'insomnie. Ils accusent des maux de tête, spontanés ou consécutifs à des émotions physiques ou morales, qui sont tantôt diffus, tantôt circonscrits. Ils se sentent incapables d'un travail intellectuel; la mémoire leur fait défaut... Ces phénomènes peuvent devancer l'attaque apoplectique de jours, de semaines et de mois entiers (1). »

Forster, de Breslau, a observé 6 cas de petites hémorrhagies répétées de la conjonctive et de la rétine, chez des personnes qui, quelques années plus tard, succombaient à une hémorrhagie cérébrale.

Lenteur relative. — Ajoutons que l'ictus n'est point aussi soudain qu'on le dit en général, et nous y reviendrons à propos de la mort subite :

« Depuis plus de quinze ans que mon attention est fixée sur ce point de l'histoire de l'hémorrhagie cérébrale, je n'ai pas eu la chance de voir *une seule fois* un malade frappé subitement d'*apoplexie*, dans le sens classique et étymologique de ce mot... Toutes les fois, sans exception, que l'attaque s'était passée devant des témoins, elle avait été graduelle, en général légère au début, et le carus venait quelquefois dix minutes, une demi-heure, une heure, plusieurs heures après le commencement de l'attaque (2).

S'il peut y avoir des exceptions échappant à cette règle, on la trouve cependant souvent exacte, du moins en la contrôlant par les cas dans lesquels on a obtenu des détails précis sur l'ictus. Notre observation I en est une confirmation. Parfois l'évolution

(1) Eichhorst. *Traité de Path. int.*, t. III, p. 382. V. aussi H. Jackson *A system of medicine*, t. II, p. 551.
(2) Trousseau. *Clinique de l'H.-D.*, t. II, p. 57.

est beaucoup plus lente encore, comme dans une observation rapportée par *Maclachlan* (1) où la paralysie évolua progressivement en plusieurs jours.

Ce qu'il faut retenir surtout, c'est qu'il est fréquent de voir les symptômes s'aggraver dans les jours qui suivent l'attaque. Dans une leçon clinique récente (juin 1894), notre maître, M. le professeur *Lépine* a opposé cette marche clinique à ce qui se passe dans l'embolie, et il a fait ressortir l'importance de cet élément diagnostique sur lequel nous reviendrons bientôt.

Hémorrhagies latentes. — Nous verrons qu'il existe des embolies cérébrales latentes. L'hémorrhagie cérébrale, elle aussi, même abondante, peut ne se manifester par aucun symptôme. Il semble que là le fait soit plus rare : l'observation XCIV de la thèse de Pitres (2) en est un exemple.

En dehors de l'hémorrhagie ventriculaire, qui produit habituellement la contracture, il n'est pas fréquent de voir l'hémorrhagie se signaler par des convulsions, à moins que l'épanchement n'arrive au contact des méninges ou qu'elle ne se soit faite dans la région motrice de l'écorce (3). On sait la prédilection de l'hémorrhagie pour la capsule interne et les ganglions, parties où les anévrysmes miliaires sont particulièrement fréquents et où se font sentir

(1) MACLACHLAN. — *The diseases and infirmities of advanced life*; p. 124.

(2) PITRES. *Lésions du centre ovale*, Paris, 1877.

(3) V. obs. de LÉPINE, citée par *Ferrier*. *Localisation des maladies cérébrales* 1879, p. 151.

plus directement les variations de la pression sanguine (1). Mais il ne faut pas oublier non plus « qu'une irritation longtemps prolongée appliquée à n'importe quelle partie de l'hémisphère autre que la région motrice peut provoquer une attaque de convulsions unilatérales » (2).

Influence du réveil. — Enfin, l'ictus de l'hémorrhagie cérébrale survient généralement « soit pendant le sommeil, ou peut-être plus exactement au moment du réveil, soit dans les premières heures qui suivent le lever, peut-être par suite d'un changement dans les conditions hydrauliques de la circulation cérébrale (3) », et cette particularité, notée par la plupart des cliniciens, est assez constante pour posséder quelque importance diagnostique.

2° *Embolie cérébrale.*

Prodromes. Causes occasionnelles — Saveliew (4) aurait retrouvé des prodromes dans 25 p. 100 des cas. Voilà qui ne s'accorde pas avec nos observations : à part deux ou trois exceptions, et si l'on met de côté les symptômes d'endocardite aiguë ou chronique, les prodromes n'ont pas existé. La plupart du temps même, il est expressément noté que l'ictus est survenu « subitement », « en pleine santé », « sans

(1) V. Eichhorst. loc. cit., p. 387.
(2) Ferrier, loc. cit., p. 151.
(3) Vlantassopoulo, loc. cit., p. 71.
(4) Saveliew. — *Arch. für path. anat. und. phys. und für Klin. Med.* — Band 135. — Heft I; 10 janvier 1894.

aucun prodrome » ; presque constamment, c'était au milieu de la journée, le malade étant levé et vaquant, comme d'habitude, à ses occupations, et l'ictus nocturne paraît ici exceptionnel — deux fois seulement dans nos 63 observations.

Nous pensons qu'il faut voir non pas avec Lancereaux des prodromes, mais de véritables ictus dans les « attaques apoplectiformes légères qui disparaissent rapidement pour reparaître huit, quinze jours ou même trois semaines plus tard » (1), accidents qui « sont ordinairement permanents à la deuxième ou troisième apparition » et « sont plutôt le fait de l'embolie ».

Les troubles prémonitoires signalés dans les observations échappant à la règle générale, consistaient en céphalée, vertiges, fatigue générale, engourdissement dans un membre, et à part leur rareté, ne présentent, on le voit, absolument rien de spécial. Il en est de même des causes occasionnelles, qui existent exceptionnellement; une émotion, une discussion, un effort violent, une quinte de toux. Chez un malade, l'ictus survint au moment où il était « violemment renversé » (obs. 27). Dans le cas 63, la malade, atteinte de rétrécissement mitral, était sous l'influence de la digitale : c'est là un danger bien connu de ce médicament ; mais les éléments qu'on en pourrait tirer au point de vue diagnostique seraient toujours dominés par ceux que fournit la constatation d'une cardiopathie.

(1) Lancereaux. Loc. cit., p. 51.

Perte de connaissance. — C'est une exagération de dire que dans l'hémorrhagie cérébrale « il y a toujours perte de connaissance (1) », mais il n'en est pas moins vrai que le contraire est rare. Pour l'embolie, règle inverse. *Todd* remarquait déjà la rareté relative de la perte de connaissance dans le ramollissement en général, et cette notion, confirmée par *Lancereaux*, est devenue classique. Mais elle est particulièrement vraie en ce qui concerne le ramollissement par embolie :

En parcourant nos 63 observations, nous ne notons d'abord la perte de connaissance que dans 24 cas seulement, soit 38 % du total. Nous voulons parler de la perte de connaissance survenant aussitôt après l'ictus principal. Cette proportion est déjà certainement bien inférieure à celle de l'hémorrhagie cérébrale et nous pourrions remarquer qu'il s'agissait de cas graves, puisque, à cinq ou six exceptions près, la vérification anatomique a suivi. Mais dans trois de ces observations, il s'agit d'embolies ayant déterminé des hémorrhagies cérébrales : Obs. 34 *(F. V. Mott)*, 46 *(Tooth)*, 54 *(Niemeyer)*. Restent 21 cas, soit juste un tiers ou 33 p. 100, et de ceux-ci 8 sont relatifs à des embolies de la carotide interne (Obs. 3, 4, 6, 7, 8, 21) ou du tronc basilaire (Obs. 4, 36), deux autres à des embolies simultanées des deux sylviennes (Obs. 33 et 60).

Une première conclusion ressort de ces chiffres : la petite proportion des cas dans lesquels une em-

(1) Jeannin. *L'embolie de la sylvienne droite*, th. de Paris, 1894.

bolie unique cause la perte de connaissance, à condition qu'elle ne soit pas logée dans le tronc basilaire ou la carotide.

La seconde conclusion est le corollaire de celle-ci ; pour ce qui concerne le tronc basilaire, elle a été implicitement exprimée de cette façon par *N. Pitt* : « Les 4 cas d'embolie du tronc basilaire ne présentaient rien d'extraordinaire que la perte de connaissance. » A la vérité, pour nos six observations de cette catégorie (4, 9, 35, 37, 38, 39), la perte de connaissance n'a été notée expressément que deux fois (4 et 38), mais ceci nécessite quelques observations :

Dans le cas 9, il y a eu deux ictus répondant à deux embolies d'une sylvienne et du tronc basilaire. Celle-ci a dû être, d'après l'examen anatomique, la dernière en date ; ses effets sont simplement rapportés de cette façon : Nouvelle attaque et mort en trois jours.

Dans le cas 35, l'obstruction était incomplète : « *A la bifurcation* du tronc basilaire, corps étranger s'étendant *surtout dans la branche gauche.* »

Pour le malade 37, on pourrait, à la rigueur, admettre la perte de connaissance, puisqu'elle a suivi la chute à quelques minutes :

« Sa femme le trouva sans mouvement, dans un fauteuil ; il fait signe qu'il faut le mettre au lit. Depuis, il n'a pu ni parler ni remuer, et jusqu'à sa mort est resté inconscient. »

Chez le malade 39, elle se fit attendre plus longtemps, mais ne tarda guère cependant : « Pas de perte de connaissance; profond coma et mort le lendemain. »

On peut donc dire que l'embolie basilaire entraîne presque toujours la perte de connaissance, sinon immédiatement après l'attaque, du moins dans un délai très court. On le dirait plus justement encore de l'embolie de la carotide interne, car les six observations citées plus haut constituent la totalité de celles où cette localisation existait. *N. Pitt* rapporte également six cas de ce genre, tous observés par lui ; il ne parle pas précisément du symptôme que nous venons d'étudier, mais note sans nul autre détail le *coma*, dans les six cas.

Convulsions. — Quoi qu'on ait dit, nous ne pensons pas qu'on puisse compter sur elles pour assurer le diagnostic : nous ne les trouvons notées que quatre fois, sur lesquelles deux crises épileptiformes. *N. Pitt* les a constatées à deux reprises sur le total de ses six observations d'embolie carotidienne, et sept fois sur 72 cas d'embolies sylviennes (1). Si ces proportions semblent peut-être un peu supérieures à celles que fournirait une statistique sur l'hémorrhagie cérébrale, nous ne croyons pas que la différence soit telle qu'on en puisse espérer quelque éclaircissement du diagnostic. Nous reviendrons plus loin sur les convulsions toniques ou contractures précoces.

(1) Les embolies sylviennes provoquant le ramollissement du territoire cortical moteur sont celles qui, théoriquement, doivent donner lieu le plus souvent à des convulsions.

Embolies latentes. — Comme l'hémorrhagie, l'embolie est parfois latente, et l'on trouve plus aisément pour celle-ci que pour celle-là des preuves de cette affirmation. Dans un cas de *Tooth* dont nous ne pouvons retrouver l'indication, il n'y eut que quelques troubles mentaux; l'observation 7 (*Briquet*) de notre liste ne commence pour ainsi dire qu'à l'autopsie, où l'on trouva plusieurs petits foyers corticaux de ramollissement causé par des embolies; enfin, N. Pitt dit à propos de ses 72 malades morts d'embolie sylvienne que « chez 14, aucun symptôme d'embolie ne fut remarqué pendant la vie, et on ne les découvrit qu'à l'amphithéâtre » ; ce chiffre relativement élevé ne tendrait-il pas à laisser supposer que l'embolie cérébrale pourrait être trouvée — si on la cherchait systématiquement chez tous les malades — dans un assez grand nombre de cas où elle n'a pu être soupçonnée pendant la vie.

Coté et Caractères de la Paralysie

1° Côté paralysé.

Pour l'unanimité des classiques, l'embolie est plus fréquente dans l'hémisphère gauche, à tel point qu'on a donné l'hémiplégie droite comme règle; et l'on est allé jusqu'à dire que toutes les fois que l'embolie était à droite, c'est qu'elle ne venait pas du cœur, mais du tronc brachio-céphalique ou de la carotide interne(1); d'autres, — sans que cette opinion

(1) Cohn cité par Jaccoud : *Traité de path int.*, 3e édit., p. 274.

semble devoir se confirmer — que l'embolie se localise à droite chez les gauchers (1).

Cette affirmation n'est-elle pas suffisamment contredite par la fréquence assez grande des embolies bilatérales chez un même sujet. *Jeannin* (2) exagère autant que possible une opinion vraie en écrivant : « Quand on dit embolie cérébrale, on entend par là embolie de la sylvienne gauche avec aphasie. L'embolie de la sylvienne droite, au contraire, est rare; quand on la rencontre, elle est pour ainsi dire *hors de la règle, paradoxale.* » Déjà, en 1862, *Lancereaux* (3) disait : « Cette circonstance n'est pas aussi constante dans la paralysie par embolie que le prétend *M. Cohn*, dont l'observation repose sur un petit nombre de faits. Douze fois, en effet, dans des cas qui paraissent bien se rapporter à l'oblitération embolique, la paralysie siégeait à gauche ». Jeannin luimême cite *Oppolzer* et *Duroziez* d'après qui l'on rencontrerait presque autant d'embolies à droite qu'à gauche.

Dans le relevé des cas de *N. Pitt*, nous trouvons : Embolies droites = 45. Gauches = 44. Bilatérales 11. = Basilaires = 5.

Bien que *Lancereaux* parle de 12 cas de localisation à droite, nous n'en trouvons, dans le tableau qu'il donne à la fin de sa thèse, que 9, contre 19 à gauche.

(1) Revilliod. Suisse Romande 1889; et de Fleury, *Dynamysme comparé des hémisphères cérébraux*, Paris 1872.
(2) Jeannin. Loc. cit., conclusions.
(3) Lancereaux. Loc. cit., p. 55.

Dans notre statistique, nous ne pouvons évidemment faire entrer ni les observations tirées de la thèse de *Boë* (1) sur « l'aplasie consécutive aux maladies du cœur », ni celles de la thèse de *Jeannin* sur « l'embolie sylvienne droite », ces observations ayant été spécialement choisies d'après leur localisation. Il nous reste, à part les cas d'embolie basilaire, 42 observations se répartissant ainsi : gauches, 16; droites, 19; bilatérales, 7. Nous admettons, si l'on veut, que quelques-uns de ces cas aient été publiés précisément à cause de leur localisation à droite; mais la lecture des observations ne permet pas d'étendre cette réserve à plus de quatre ou cinq d'entre elles, et il faudrait toujours conclure que la différence entre les deux côtés n'est pas aussi grande qu'on l'a dit. Enfin, en totalisant les résultats de Pitt, de Lancereaux et les nôtres, nous obtenons; Emb. gauches, 79; droites, 76.

D'autre part, si cliniquement l'hémorrhagie cérébrale passe pour être plus fréquente dans l'hémisphère droit, où les variations de la pression cardiaque se feraient sentir plus directement, là encore la différence est minime, puisque d'après *Gintrac* elle ne s'élève qu'à 29 pour un total de 369. C'est pourquoi nous conclurons qu'au point de vue du diagnostic l'importance du côté lésé n'est pas grande; que si la paralysie droite offre quelques chances de plus en faveur de l'embolie, l'hémiplégie gauche ne doit pas être considérée comme l'un des motifs sérieux d'admettre l'hémorrhagie.

(1) Th. Paris 1880.

Caractères de la paralysie.

Tous les auteurs ont noté à propos de l'embolie la disproportion fréquente entre la lésion et ses signes, mais on en pourrait dire autant de tout processus pathologique du cerveau. De plus, rien d'étonnant à ce qu'on puisse, en cas de mort prompte, ne découvrir aucune altération de la substance cérébrale : un jour ou deux peuvent s'écouler avant que l'obstructions vasculaire entraîne la formation d'un infarctus.

Dans le tableau symptomatique tous les degrés sont possibles, depuis l'aphasie pure (obs. 51) sans paralysie motrice ou la surdité verbale avec hémiopsie et hémiparésie très passagères (obs. 62) jusqu'à l'hémiplégie double, en passant par les paralysies très localisées.

Nous avons mentionné plus haut les embolies latentes et reparlerons ultérieurement de l'aphasie. Quant aux paralysies localisées à un membre ou un segment de membre, à une moitié de la face, on sait combien elles sont plus souvent le fait du ramollissement cérébral que de l'hémorrhagie. *M. Brissaud*, dans un article très récent (1) que nous n'avons pu que parcourir à la hâte, insiste particulièrement sur la rareté de la paralysie faciale isolée, dans les hémorrhagies du cerveau.

Notre série nous fournit d'abord une observation (n° 41) où l'on constata, au quatrième jour d'une endocardite infectieuse, une parésie totale du moteur ocu-

(1) *Traité de médecine Charcot-Bouchard*, t. VI; *hémorragie cérébrale*.

laire commun gauche, avec marche rapide vers la paralysie ; le neuvième jour, survint une paralysie faciale gauche et de la moitié correspondante du voile du palais. Une autre fois (obs. 29), c'est de la diplopie par suite de parésie des deux droits externes, du droit interne du côté droit et du facial du même côté. Dans l'observation 35, une hémiplégie droite avec *diplégie* faciale. Quatre fois (obs. 8, 22, 43, 48, l'hémiplégie était incomplète, sans *participation de la face*. Deux fois (obs. 21 et 25) la paralysie n'occupait non pas toute l'étendue des membres, mais les *extrémités* d'un côté. C'est encore une monoplégie du bras droit (n° 45) ou du bras gauche (n° 11), ou une paralysie successive des deux membres inférieurs (n° 3). Nous pensons que toutes ces modalités symptomatiques indiquant une localisation nette, peu étendue, probablement corticale pour un grand nombre des cas, seraient rares à la suite d'épanchements encéphaliques. Que si à de pareils signes succédaient brusquement les contractures, le coma et la mort, on pourrait, non sans vraisemblance, songer à une hémorrhagie cérébrale d'origine embolique, suivant une succession anatomo-pathologique sur laquelle nous aurons à revenir.

Paralysies transitoires ou rapidement améliorées. — D'après *M. Jaccoud*, « dans l'embolie, la paralysie peut disparaître quelques heures après l'attaque apoplectique ; le délai de deux ou trois jours passé, elle reste stationnaire, et l'on n'observe pas l'amélioration graduelle caractéristique de l'hémorrhagie. »

Peut-être cette dernière règle est-elle un peu trop absolue, mais nous acceptons, au contraire sans réserve l'autre partie de cet extrait, pleinement confirmée par nos observations : le premier embolus du malade 51 ne se manifeste que par une aphasie passagère ; chez le nº 62, hémianopsie, surdité verbale et hémiparésie, tout est à peu près disparu au bout de 3/4 d'heure ; et quatre jours plus tard, au moment de l'entrée, le champ visuel paraît seulement un peu moins étendu dans sa moitié droite. Dans un mémoire « Sur la disparition rapide des effets de l'embolie cérébrale » *Bristowe* rapporte encore deux faits de ce genre que nous avons compris aux nºs 28 et 29 de notre liste. — Il les explique par la fragmentation rapide d'embolus peu résistants.

Théoriquement, une disparition aussi prompte ne peut s'observer dans l'hémorrhagie, et nous ne pensons pas que, dans ce cas, la clinique nous donne un démenti.

Encore pareille évolution est-elle rare même dans l'embolie ; mais s'il n'est pas commun de voir les phénomènes paralytiques *disparaître*, il est fréquent de les voir *s'améliorer* le lendemain ou le surlendemain ; dans la leçon inédite que nous avons citée à propos de l'ictus hémorrhagique, notre maître, M. le professeur *Lépine*, insiste sur ce point. Il oppose cette marche symptomatique souvent observée, à l'aggravation presque habituelle des signes de l'hémorrhagie cérébrale dans les premiers moments et même les premiers jours qui suivent l'attaque. Pour lui, l'amélioration est due à ce que les artérioles du cerveau ne sont pas tellement *terminales* que bientôt après l'ictus, la circulation ne puisse se rétablir dans une partie plus ou moins considérable du domaine anémié, grâce aux vaisseaux des territoires limitrophes. N'avons-nous pas vu plus haut que 24 ou 48 heures peuvent s'écouler sans qu'aucune altération visible se soit produite à la surface du cerveau? Ainsi diminueraient par sa périphérie, et à la faveur d'une sorte de reviviscence partielle, les dimensions premières de l'infarctus.

Embolies bilatérales des sylviennes. — Nous avons dit, tout à l'heure, que dans huit de nos cas, l'autopsie avait révélé des embolies dans les deux hémisphères; chez les malades 5 et 42, les paralysies droite et gauche s'étaient succédé à plusieurs années d'intervalle. A part ces deux cas, on n'a jamais noté qu'une seule hémiplégie, ce qui prouve une fois de plus que l'embolie du cerveau est assez souvent latente.

Il en est à peu près de même de la statistique de *Pitt:* « Dans 1/7 des cas, dit-il, il arriva que les deux artères cérébrales moyennes étaient obturées, et quelquefois, chose curieuse, les deux sylviennes étaient obturées symétriquement. » Or, dans les neuf cas dont il donne successivement le résumé, l'hémiplégie double n'est signalée qu'une seule fois, — bien que les embolies chez tous ces malades paraissent s'être succédé à quelques jours, au plus quelques semaines d'intervalle. Mais on ne peut faire que peu de fond sur ces observations, à cause de leur extrême brièveté. Cependant, elles présentent une particularité assez remarquable : dans six autopsies sur neuf, on trouva, au voisinage de l'embolus ou dans la zône de ramollissement, soit des anévrysmes, soit des hémorrhagies cérébrales ou méningées, la plupart du temps récentes, et consécutives, sans doute, aux obstructions artérielles. Il est expressément noté qu'un des malades succomba à la rupture d'un de ces anévrysmes. Un second point sur lequel nous reviendrons, c'est l'extrême gravité des embolies bilatérales simultanées, au point de vue pronostique.

L'embolie basilaire. — « Dans aucun cas, dit *Lancereaux* (1), nous ne constatons le phénomène si bien étudié par M. Gubler sous la dénomination d'hémiplégie alterne ; mais il est probable que cette variété de l'hémiplégie devra se montrer liée à une oblitération des artères vertébrales ou mieux du tronc basilaire ». Nous avons rapporté plus haut ce que dit N. Pitt à propos de quatre cas d'embolie basilaire qui « ne présentèrent rien d'extraordinaire que la perte de connaissance, sauf dans le cas suivant.. » et justement il s'agit d'une hémiplégie alterne (paralysie des membres à droite avec paralysie faciale et du moteur oculaire commun à gauche).

Nous avons énuméré précédemment nos cinq observations d'embolie basilaire : aucun des malades ne présentait d'hémiplégie alterne, mais c'est chez l'un d'eux (Obs. 35) qu'on remarquait une hémi-

(1) Lancereaux. Loc. cit.

plégie droite suivie, à une demi-heure d'intervalle, de *diplégie faciale.*

Le nº 37 fut trouvé *sans mouvement et ne changea plus de position;* une fois seulement, on le vit retirer les jambes et remuer un peu le bras droit. Il ne pouvait ni ouvrir la bouche ni tirer la langue. Chez le 38, on note une *immobilité absolue de tout le corps.* Il semble donc bien que le diagnostic d'embolie cérébrale étant posé, l'hémiplégie alterne ou bien les symptômes paralytiques étendus d'emblée aux deux côtés du corps, doivent faire soupçonner sa localisation dans le tronc basilaire. Mais ici, comme pour les embolies bilatérales, ce qui domine, c'est la gravité du pronostic : les malades tombent d'habitude dans un état comateux qui aboutit rapidement à la mort.

Contractures précoces. Déviation conjuguée de la tête et des yeux. Rhythme de Cheyne-Stokes. — Tous ces phénomènes se présentent rarement; ils doivent faire penser bien plutôt à une hémorrhagie

Le moins rare des trois, dans l'embolie, est la déviation conjuguée que nous rencontrons six fois dans notre série de 63 cas. Dans la statistique de N. Pitt, nous ne la trouvons signalée qu'une seule fois, à propos d'un cas d'hémorrhagie embolique, mais cet auteur n'a pas l'air de s'être occupé de la valeur de ce phénomène; une autre fois, dans un cas d'embolie de la carotide interne, il remarque l'impossibilité de regarder d'un côté. Quant à nous, ce symptôme ne nous paraît avoir, relativement à l'embolie, qu'une signification diagnostique négative ; mais au point de vue pronostique, il n'en serait pas de même, puisque toujours il a précédé de peu de temps la mort, tantôt de quelques heures, tantôt d'un ou deux jours, deux fois seulement d'une et deux semaines.

Les contractures précoces semblent bien exceptionnelles dans l'embolie ; nous avons vu pourquoi à propos des convulsions. Elles ne se sont manifestées qu'une fois, et encore était-ce (obs. 12) dans un côté depuis longtemps, à la suite d'une hémiplégie ancienne, en état de contracture au moins latente. Dans l'observation 15, tout le côté paralysé est contracturé, mais consécutivement à une aggravation, et six jours après l'ictus.

N. Pitt dans le paragraphe « embolies sylviennes chez 72 patients » dit avoir constaté la rigidité des membres chez 4 d'entre eux : mais remarquons bien que « 12 sont morts par suite de la rupture d'un anévrysme cérébral » ; plus loin nous retrouvons parmi quelques observations sommaires des mêmes malades, la rigidité notée deux fois ; or, dans les deux autopsies, un épanchement sanguin existait avec l'embolie artérielle.

Le rhythme de Cheyne-Stokes n'a attiré l'attention que deux fois, sur l'une desquelles existait comme dans les exemples précédents une hémorrhagie simultanée.

Pronostic comparé. Mort subite. — Nous avons rapporté plus haut l'opinion de Trousseau insistant sur la rareté de la paralysie brusque par l'hémorrhagie cérébrale : « l'apoplexie survient graduellement, lentement ». De même pour la mort : « elle n'est jamais foudroyante au sens strict du mot, c'est-à-dire qu'elle ne saurait entraîner la mort subite. En effet, l'hémorrhagie cérébrale la plus grave, celle qui s'accompagne d'inondation ventriculaire ou méningée, n'entraîne jamais la mort dans un laps de temps inférieur à une durée de quelques heures. C'est un fait que nous avons entendu affirmer maintes fois par notre maître, *M. Lancereaux.* » (1).

Dans l'embolie, non seulement la mort subite est exceptionnelle — nous n'en connaissons pas d'exemple — mais, à part *certaines exceptions*, on peut dire qu'il est rare que l'embolie cérébrale entraîne la mort par elle-même : les malades succombent généralement par suite de leur lésion cardiaque.

Les *exceptions* concernent les embolies simultanées des deux sylviennes, les anévrysmes et hémorrhagies cérébrales emboliques, l'embolie de la carotide interne ou du tronc basillaire.

« 40 pour 100 seulement de mes malades sont morts par leur lésion cérébrale » dit *Pitt* ; et plus loin, à propos des embolies des deux sylviennes : « tous les patients moururent dans le coma, et l'un d'eux de la rupture d'un anévrysme cérébral. Deux autres moururent avant qu'une observation fût faite ». Plus loin encore : « Dans l'embolie cérébrale, les malades sont souvent sérieusements atteints par

(1) *Vlantassopoulo.* — Loc. cit.

leur affection cardiaque, et *fréquemment l'embolie ne donne lieu à aucun symptôme*. Ils moururent de la lésion de leur cœur aussi souvent que de leur cerveau, et *la grande majorité de ces derniers cas sont dûs au coma provenant d'embolies multiples ou de la rupture d'un anévrysme consécutif à celles ci* ».

« Six fois une embolie fut trouvée dans une carotide interne et, en outre, une fois les deux vaisseaux étaient obstrués... Quatre patients moururent dans l'espace d'une semaine, deux survécurent un mois; trois de six semaines à quatre mois. »

Il ne s'explique pas sur les embolies basilaires, dont il ne résume qu'un cas, mortel à un mois de l'ictus. Mais nous avons dit tout à l'heure combien avait été rapide la mort pour tous les exemples de cette nature contenus dans notre liste.

Pour la carotide interne, nous trouvons, dans les observations 3 et 6, cinq jours de survie après le dernier ictus; encore objecterait-on que l'embolie carotidienne a pu correspondre à des attaques antérieures. Mais, pour quatre autres observations où il n'y eut qu'un seul ictus, la rapidité de la mort est indiscutable : elle arriva trois semaines (obs. 56), cinq jours (obs. 21), trois jours (obs. 7), deux heures (obs. 50) après l'attaque.

CHAPITRE III

État du cœur et du système artériel. Anévrysmes et hémorrhagies cérébrales d'origine embolique.

I. — ÉTAT DU CŒUR.

A. Hémorrhagie cérébrale

Cette affection est des plus rares dans les cardiopathies. Ceci a été dit, mais nous le répéterons avec insistance, parce que les observations des anciens auteurs ont jeté sur le sujet une confusion qui persiste encore en partie. La dissociation n'a été faite que peu à peu et à une époque relativement récente entre les cardiopathies rénales et les primitives ; et dans celles-ci en particulier, la part donnée à l'athérome a été plus longtemps encore insuffisante. Aussi a-t-on vu un assez grand nombre d'observations d'hémorrhagie cérébrale en tête desquelles figurait parmi plusieurs titres celui de cardiopathie, alors qu'il s'agissait d'hypertrophie simple, d'origine rénale ou autre, parfois d'indurations valvulaires athéromateuses, mais exceptionnellement de processus endocarditiques vrais ayant entraîné des troubles fonctionnels sérieux des orifices. Le livre de Bouillaud (1) est particulièrement riche en erreurs de ce genre, à cette époque inévitables. Une certaine confusion, nous le répétons, en est restée, qui augmentée encore d'une autre cause sur laquelle nous reviendrons longuement (2), se retrouve dans les textes contemporains.

Nous lisons dans *Eichhorst* (3) :

« D'après notre expérience personnelle, les lésions des valvules du cœur entraînent souvent des modifications de texture des vaisseaux du cerveau, et consécutivement des hémorrhagies cérébrales. »

Dans le traité de *Constantin Paul* (4) :

« L'apoplexie se rencontre souvent dans les maladies du cœur, et particulièrement dans les formes qui amènent une grande hypertrophie du cœur. »

Maclachlan (5) exprime les mêmes idées :

« A côté des maladies des artères cérébrales, et très souvent associées aux modifications pathologiques du système artériel, on peut placer comme causant

(1) BOUILLAUD. *Traité des maladies du cœur*, 1841.
(2) Voyez plus loin : *hémorrhagies cérébrales d'origine embolique*.
(3) EICHHORST. *Traité de path. int.*, t. III, p. 376.
(4) C. PAUL. *Maladies du cœur*. 1887, p. 632.
(5) MACLACHLAN. *The diseases of advanced life*. London, 1863, p. 135.

l'apoplexie ou y prédisposant, les altérations organiques du cœur chez les personnes qui approchent ou ont dépassé l'âge moyen de la vie, … le plus souvent la simple hypertrophie. »

On voit dans ces deux dernières citations l'hypertrophie mise particulièrement en vedette, mais d'autre part les affections cardiaques en général, indiquées comme causes fréquentes d'apoplexie.

Jaccoud (1) donne une note plus juste :

« Quant à l'hypertrophie compensatrice des lésions des orifices du cœur, elle n'est pas par elle-même une condition pathogénique efficace : elle a pour effet, dans ces conditions, de prévenir la stase du sang, d'en assurer la circulation, et non pas d'augmenter la pression de la colonne artérielle, l'accroissement d'impulsion étant employé, si je puis dire ainsi, à vaincre ou à compenser l'obstacle résultant de la lésion d'orifice. »

Pourtant, il fait quelques réserves au sujet de l'influence de la stagnation veineuse qui est l'un des éléments de l'asystolie : « Ce qui est en cause ici, ce n'est plus l'hypertrophie ni le mode fonctionnel du cœur, c'est l'obstacle à la circulation veineuse des parties céphaliques. Aussi, ce ne sont pas seulement les lésions cardiaques qui produisent cette hémorrhagie mécanique passive ; l'oblitération et la compression des jugulaires et de la veine cave supérieure, les lésions chroniques et étendues de l'appareil respiratoire (emphysème, sclérose) peuvent amener le

(1) Jaccoud. *Traité de path. int.* 1883, t. I, p. 259.

même résultat par un mécanisme identique. »

Fothergill (1) disait de même : « Cette stagnation veineuse a aussi été regardée comme une cause déterminante de l'apoplexie artérielle, à cause de l'obstacle apporté au cours du sang. »

Et à ce propos, nous nous demandons s'il n'y a pas là un vice de raisonnement, la stagnation veineuse existant surtout parce que la tension artérielle est elle-même diminuée, et ne pouvant guère, ce nous semble, provoquer dans les artères une pression rétrograde supérieure à la normale ; car il manque en pareille circonstance ce qui existe justement dans les cas pathologiques pris comme exemple par Jaccoud (compression des jugulaires, lésions de l'appareil respiratoire) : une impulsion cardiaque d'énergie suffisante.

Corvisart semble s'être fait, par rapport au peu de fréquence de l'apoplexie dans les cardiopathies, une idée très juste qu'il n'aurait modifiée que par égard pour les affirmations de ses contemporains :

« Corvisart n'ose pas assurer *avoir observé un seul cas dans lequel l'apoplexie ait été l'effet évident d'une maladie du cœur* ; mais il pense que les faits rapportés par Morgagni, Laurent, Lieutaud, Testa et d'autres encore, suffisent pour établir qu'une affection du cœur (il ne dit pas laquelle) peut devenir la cause déterminante de l'apoplexie » (2).

(1) Fothergill. *The heart and its diseases*. London 1872, p. 10.

(2) Bouillaud. Loc. cit. p. 578.

Durand Fardel (1) rend compte en ces termes de sa statistique :

« J'ai trouvé l'état du cœur noté dans 83 cas d'hémorrhagie cérébrale, ainsi qu'il suit :

Hypertrophie	42
Hypertrophie et dilatation générales	3
Dilatation	1
Maladie du cœur	1
Cœur sain	36
	83

Notons que nous ne savons pas quelle était la nature de cette cardiopathie unique sur laquelle l'auteur ne donne pas d'autres détails.

J. Russel Reynolds et *Ch. Bastian* (2) font remarquer la fréquence dans l'hémorrhagie cérébrale, du « cœur hypertrophié avec dégénérescence granuleuse des reins », et ils ajoutent la note suivante : « Le docteur *Kirkes* a trouvé treize fois sur vingt-deux cas d'hémorrhagie cérébrale l'hypertrophie du cœur, et dans tous, les reins étaient malades, la plupart du temps granuleux et atrophiés ».

Nous avons énuméré ces textes suivant l'ordre qui nous semblait les disposer le plus régulièrement en une série d'idées se rapprochant de plus en plus de la réalité des faits. Inutile de nous appesantir sur cette fréquence bien connue de l'hypertrophie d'origine rénale, se traduisant pendant la vie par l'insuffisance mitrale relative, qui souvent aboutit à une

(1) Durand-Fardel, Maladies des vieillards, 1873, p. 259.
(2) *A syst. of médicine.* 1872, t. II, p. 186.

véritable asystolie, et sur la table d'amphithéâtre par le cœur de Traübe.

Mais ce sur quoi nous voulons insister, c'est sur l'extrême rareté des cardiopathies primitives endocarditiques trouvées à l'autopsie des malades morts d'hémorrhagie cérébrale. Car il ne nous semble pas, comme on a pu s'en convaincre par les citations rapportées plus haut, que jusqu'ici cette manière de voir ait été exprimée par les auteurs avec une netteté et une énergie suffisantes (1). Sans être à même de donner à ce sujet une statistique exacte (2), nous pouvons dire qu'ayant parcouru pour la préparation de ce mémoire un très grand nombre d'observations d'hémorrhagie cérébrale, nous n'avons jamais trouvé signalées à l'autopsie que des lésions valvulaires pour ainsi dire insignifiantes, la plupart du temps indurations athéromateuses de petite étendue et n'ayant pas entraîné pendant la vie de troubles fonctionnels sérieux. Bien entendu, nous mettons à part les cas dans lesquels une embolie a précédé l'hémorrhagie et qui seront étudiés plus loin au chapitre de l'*anévrysme embolique ;* mais

(1) On lit encore dans la thèse de *Bazot* (*Complications cérébrales des affections cardiaques*, Paris 1881) : « L'embolie *et l'hémorrhagie* cérébrales sont assurément les accidents cérébraux les plus fréquents que l'on puisse observer dans le cours des affections cardiaques. »

(2) En suivant dans l'*Index-Catalogue des Etats-Unis* la longue suite de colonnes qui se rapportent au titre « cœur (maladies du, complications et suites) », on ne trouve qu'une seule publication ayant trait à une hémorrhagie cérébrale : « *Gomes.* Apoplexie cérébrale sous la dépendance d'une énorme hypertrophie ». Et il pouvait encore s'agir d'hypertrophie rénale.

nous pensons justement que si ce dernier processus avait été mieux connu, un bien petit nombre des observations contraires à notre opinion aurait échappé à l'explication qu'il fournit. Sans doute, même ces exceptions mises à part, nous n'oserions poser en principe formel l'incompatibilité de l'hémorrhagie cérébrale avec les lésions valvulaires : on ne tarderait pas, croyons-nous, à objecter des faits bien observés contredisant une pareille loi. Mais à une critique étroite quelle règle pathologique résisterait? Celle-ci, comme les autres, n'est que relative et sujette à exceptions.

B. — Embolie.

Les lésions cardiaques (1) sont très fréquentes, presque constantes chez les sujets atteints d'embolie cérébrale, et cette notion est classique. *Saveliew* (2), qui a eu 102 fois l'occasion d'autopsier des malades morts à la suite de cette affection, évalue à 89 p. 0/0 la proportion dans laquelle une maladie de cœur existait simultanément.

Déjà *Lancereaux* (3), en 1862, sans insister encore suffisamment sur l'embolie en particulier, constatait la fréquence des lésions cardiaques dans le ramollissement cérébral :

(1) Citons comme exceptionnel le cas de Lavoisier : la cause du ramollissement parut provenir des caillots formés autour d'une aiguille implantée dans le cœur *Bull. de la Soc. anat.* t. XXIV, p. 331).

(2) Saveliew, Loc. cit.

(3) Lancereaux, Loc. cit.

« L'altération du cœur droit est très rare ; elle existe seulement dans quelques observations, tandis que le cœur gauche est presque toujours lésé..... les valvules, dans la plupart des cas, sont couvertes de *végétations fibrineuses*, de *concrétions verruqueuses*, de *corpuscules calcaires*, etc. La valvule mitrale est plus souvent altérée que les valvules aortiques, et le rétrécissement des orifices est plus fréquemment signalé que l'insuffisance ; le cœur est souvent augmenté de volume. C'est, par conséquent, avec un rétrécissement mitral que coïncide le plus fréquemment l'occlusion des artères cérébrales ; c'est encore avec cette lésion que coïncident le plus habituellement les dépôts fibrineux ou infarctus des viscères. L'oreillette gauche est souvent dilatée, et c'est là une condition qui favorise particulièrement la coagulation du sang et la formation des concrétions fibrineuses qui pourront, par la suite, devenir le point de départ des embolies. »

Rappelons que les conditions de cette formation des caillots dans l'oreillette gauche ont été précisées récemment par M. le professeur *Lépine* (1). Quoi qu'il en soit, ce passage méritait d'être cité en entier, parce qu'il nous a paru, bien qu'ayant trait au ramollissement en général, donner une idée déjà parfaite de ce qui se passe dans l'embolie cérébrale.

Lancereaux a mis à part, en un tableau placé à fin de son [illegible]moire le résumé de 29 observations « dans lesq[illegible]les l'embolie cérébrale est certaine ou

(1) V. Charmeil, *Rev. de Méd.*, 1888, p. 151.

probable ». Dans deux cas, l'examen du cœur n'a pas été fait; dans un troisième, l'embolie était due à un anévrysme de la carotide gauche; dans tous les autres, nous trouvons des lésions de l'endocarde, la plupart du temps au niveau de la mitrale, comme le dit l'extrait que nous venons de transcrire. Le même auteur cite aussi comme ayant causé deux fois le ramollissement cérébral, la réduction tentée sur des anévrysmes du cou; l'étiologie, dans des cas pareils entrainerait le diagnostic.

G. Newton Pitt (1) analysant 79 cas d'embolie cérébrale avec autopsie, donne les résultats suivants : « Dans six cas seulement, l'origine de l'embolus ne fut pas découverte. Sur ces six, quatre fois l'oblitération du vaisseau était ancienne (deux ans, deux ans, dix ans, plusieurs mois), et il est très vraisemblable que des végétations ou thrombus cardiaques pouvaient avoir donné naissance à des embolies, mais avaient disparu depuis, ne laissant aucune trace à l'examen *post mortem*.

« La plupart du temps, l'origine de l'embolus ne fut pas difficile à trouver : 68 fois, elle était dans le cœur. La mitrale en était le point de départ le plus fréquent : elle était malade dans 46 cas, sur 7 desquels les valves aortiques étaient lésées aussi. Dans 13, les végétations se limitaient à l'orifice aortique. Sur ce total de 68 cas, 46 fois il s'agissait d'une affection chronique des valvules sur laquelle était venue se greffer une endocardite végétante,... ces végétations

1) V. W. Pitt, loc. cit.

étant généralement friables et souvent accompagnées d'ulcérations de l'endocarde et des valvules. Dans 18 observations, l'ulcération avait provoqué la rupture des cordages tendineux. L'orifice mitral, dans 36, était notablement rétréci et généralement recouvert de granulations récentes, friables et fongueuses; dans 5, la valvule était libre de végétations, et, parmi ces 5, quatre fois l'embolus avait pour origine un caillot formé dans l'oreillette gauche, tandis qu'une fois on ne trouva ni caillots ni végétations. Dans 5 cas, l'embolus provenait d'une aorte athéromateuse, et, dans deux, d'un caillot formé dans le ventricule gauche. Habituellement, l'affection cardiaque avait le rhumatisme pour cause première, mais l'origine du processus aigu végétant restait généralement inconnu. »

Si nous examinons la série de nos observations, nous obtenons des résultats absolument identiques. Dans trois cas seulement, la clinique ni l'autopsie n'ont révélé de lésions cardiaques suffisantes pour expliquer l'embolie, dont la provenance est demeurée problématique (obs. 37, 38, 57). Trois fois (obs. 7, 22, 30), elle était due à de l'athérôme aortique. Dans tous les autres cas, le cœur gauche a été trouvé lésé; la plupart du temps, il s'agissait, comme l'a noté *Pitt*, « d'une affection chronique des valvules sur laquelle était venue se greffer une endocardite végétante », la valvule mitrale étant atteinte beaucoup plus souvent que l'orifice aortique.

Ces lésions valvulaires se sont presque constamment manifestées par des signes stéthoscopiques suffisants pour le diagnostic. Cependant, aux nos 6, 10, 22, 60, l'exploration du cœur n'a donné aucun résultat ; dans l'observation 20, l'examen avait été incomplet ; enfin, à propos du no 40, où nous voyons que l'ictus a pour ainsi dire révélé la lésion cardiaque, rappelons que Duroziez (1) diagnostiquait à distance un rétrécissement mitral sur la simple constatation d'une hémiplégie droite chez une femme jeune, conduite à coup sûr téméraire, mais qui montre la valeur d'un examen approfondi du cœur pour le diagnostic de l'embolie par une méthode inverse.

Dans les observations 32, 33, 34 et 55, il s'agissait d'enfants de 8 ans et demi, 6 ans, 14 ans, 12 ans, et la lésion cardiaque constatée à l'autopsie avait été méconnue pendant la vie. Rappelons à ce sujet que « dans le jeune âge, l'auscultation peut être un pro- « cédé d'examen du cœur moins rigoureux que la « détermination de sa longueur et la connaissance « du siège de sa pointe (2) » ; en pareil cas, l'exploration méthodique de ces deux éléments (3) et les règles posées par notre Maître, M. le professeur agrégé *Weill*, contribueraient, en dénonçant la cardiopathie si souvent latente chez l'enfant, à assurer le diagnostic d'embolie.

(1) Duroziez, *Maladies du cœur*, 1891, p. 208 et 179.

(2) E. Weill, *Prov. méd.* 2 décembre 1893 et Tassard, Th. de Lyon, 1894 *La cardiopathie latente chez l'enfant.*

(3) V. sur la mensuration de la *ligne de Rondet*, thèse de Cabal (Lyon, 1879) : *Nouv. proc. clin. de mensuration du cœur.*

II. — ÉTAT DU SYSTÈME ARTÉRIEL.

A propos de l'hémorrhagie cérébrale, rien de particulier à rappeler qui ne soit déjà suffisamment connu; nous ne saurions, sans banalité, insister sur l'hypertension artérielle et l'artério-sclérose.

Quant à l'embolie, nous savons qu'un vaisseau athéromateux peut être, rarement il est vrai, le point de départ d'un corps migrateur, au même titre qu'une végétation valvulaire.

Mais ce sur quoi nous voulons attirer l'attention, c'est sur la fréquence des oblitérations d'artères dans d'autres organes, lésions qui entraînent le diagnostic quand elles sont constatées mais qui, souvent, doivent être cherchées.

Charcot (1) faisait déjà remarquer, en 1855, que les infarctus des viscères coïncident fréquemment avec le ramollissement cérébral. Après lui, *Lancereaux* signalait, toujours à propos du ramollissement en général, ce qui doit être presque réservé à l'embolie : « Ces malades accusent quelquefois des douleurs dans la région de la rate, des reins, du foie ou des membres; les urines peuvent être sanglantes ou albumineuses, la rate notablement augmentée de volume; le pouls peut avoir disparu dans une ou plusieurs artères des membres, lesquels peuvent se couvrir parfois de plaques gangréneuses. » Mais, à propos du diagnostic différentiel entre les deux espèces de ramol-

(1) J.-M. CHARCOT. *Comptes rendus et mémoires de la Société de biologie*, 1855, t. 2.

lissement par thrombose et par embolie, il précise, mettant nettement sur le compte de cette dernière la « Gangrène des extrémités fréquente, le plus souvent sans ossification artérielle (1) ».

Toute la symptomatologie des oblitérations vasculaires est là, et nous ne pourrons y ajouter quelque chose de nouveau qu'au paragraphe suivant : « Hémorrhagies cérébrales d'origine embolique », auquel nous renvoyons le lecteur.

Ces diverses complications, fréquemment signalées dans la partie clinique des observations, le sont beaucoup plus souvent encore dans les comptes-rendus d'autopsies. Peu s'en faut qu'elles n'y deviennent constantes, affirmation qui s'accorde avec cette phrase de *Lancereaux* : « Les artères cérébrales, *moins souvent* peut-être que les artères de la rate, des reins et des membres, sont le siège de l'obstruction embolique (2). »

Quant à la fréquence relative des obstructions viscérales, il donne, sans distinguer d'ailleurs entre le ramollissement par embolie et le ramollissement par thrombose, les chiffres suivants :

Infarctus de la rate	16
— des reins	14
— de l'intestin	3
— du foie	1

Dans trente-deux de nos observations, soit 52 0/0 des cas, nous trouvons signalées, à l'autopsie, des

(1) Lancereaux, loc. cit., p. 52.
(2) Id., p. 50.

oblitérations vasculaires dans un ou plusieurs organes autres que le cerveau, et réparties de la façon suivante :

Embolies spléniques	20	fois.
— rénales	21	—
— des membres	9	—
Infarctus intestinal	1	—

Remarquons que ces chiffres n'indiquent que des minima, car dans un certain nombre d'observations, on passe simplement ces lésions sous silence et il se peut qu'on ne les ait pas cherchées, même à l'autopsie ; plusieurs fois même le fait est expressément noté.

Dix-neuf fois seulement, elles se sont manifestées par des symptômes :

Embolies spléniques	6	fois
— rénales	3	—
— des membres	10	—

Le chiffre de dix embolies des membres dénoncées par des symptômes, pour neuf constatées à l'autopsie, parait d'abord paradoxal ; il s'explique par ce fait que dans deux ou trois de nos observations, l'autopsie n'a pas eu lieu, et que, dans d'autres, l'examen des pièces anatomiques fut incomplet, ce qui justifie notre supposition de l'alinéa précédent.

Donc, dans 50 à 55 °/₀ au moins des cas, des obstructions vasculaires existaient, et il faut certainement tenir compte de l'ancienneté de quelques observations, et de plusieurs autopsies incomplètes.

Dans deux des trois observations d'embolie qui

nous sont personnelles, nous avons noté, à un moment donné, des symptômes du côté des reins ou de la rate, mais la localisation certaine n'a pas été déterminée puisqu'il n'y a pas eu de vérification anatomique. Ce chiffre, ajouté aux précédents, donne 34 pour la totalité de la symptomatologie. Encore n'avons-nous pas parlé des signes d'apoplexie pulmonaire assez souvent signalés, et symptomatiques d'embolies parties simultanément du cœur droit.

Mais quelque obscurs que soient les signes des embolies viscérales, nous pensons qu'elles auraient pu beaucoup plus souvent, aider le diagnostic si on les avait toujours cherchées. C'est ce qu'on fera avec d'autant plus de soin, que ces symptômes sont plus discrets. Il est commode de constater sur un membre l'absence des pulsations d'une artère ou l'apparition de plaques gangréneuses. Plus facilement déjà laisserait-on passer quelques macules cutanées indiquant une embolie capillaire, ou même la présence d'un peu de sang ou simplement d'un disque albumineux dans l'urine. Une douleur rénale, tantôt intense et prolongée, plus souvent faible et transitoire; parfois seulement un peu de sensibilité à la pression; les mêmes phénomènes du côté de la rate, ou encore *la mégalospénie* : tout ceci demande à être cherché, et ce n'est que dans les longues observations soigneusement prises qu'on trouve ces symptômes mentionnés. Il est bien rare que, comme dans le cas d'*H. Tooth* (n° 47), une rate de vingt-deux onces ne se dénonce pas la percussion.

Toutefois, on devra songer à l'influence possible

d'une endocardite infectieuse sur la rate, et, s'il y a une escharre, on se défiera encore de la mégalosplénie, car l'absorption des germes infectueux par cette porte ouverte suffit, comme nous l'avons vu dans un cas d'hémorrhagie cérébrale, à augmenter le volume de la rate (Obs. I). Et quant aux obstructions artérielles multiples, encore faudrait-il pour admettre leur origine embolique, éliminer la gangrène sénile et l'artérite oblitérante.

Dans notre observation 4, nous lisons qu'une métrorrhagie abondante s'est produite au moment de l'ictus ; un tel accident fera soupçonner un infarctus non loin de la muqueuse, quel que soit le viscère dans lequel il se produise.

Mais, nous le répétons, l'attention doit se porter surtout sur la rate et les reins, où les embolies s'engagent avec une prédilection particulière. Toute douleur du côté de ces organes et, toute augmentation perceptible de leurs dimensions deviendront suspectes. L'importance de telles constatations suffirait à légitimer une restriction au mot de *Furbringer* (1), que « l'infarctus rénal n'offre pas grand intérêt au point de vue clinique ».

III. — LES HÉMORRHAGIES CÉRÉBRALES D'ORIGINE EMBOLIQUE.

Nous abordons ici un sujet sur lequel nous nous arrêterons un peu longuement, parce qu'il nous

(1) Furbringer, *Traité des maladies des organes génito-urinaires*, trad. Caussade, 1892, p. 186.

semble être resté jusque là totalement inconnu en France; sur ce terrain mixte, embolie et hémorrhagie cérébrales se confondent non seulement par leurs symptômes, mais jusqu'à la salle d'autopsie, où l'anatomo-pathologiste trouvera les deux lésions réunies. Une de nos observations nous a paru devoir être rangée dans cette catégorie; mais la description que nous allons essayer d'esquisser repose surtout sur les cas empruntés aux journaux anglais et dont on trouvera plus loin les indications bibliographiques.

Un embolus, en général de nature infectieuse, s'étant fixé dans une artère cérébrale, provoque sur les parois du vaisseau un processus pathologique qui, en quelques jours, aboutit à la formation d'un anévrysme. Simultanément évolue la plupart du temps dans le territoire correspondant du cerveau, le ramollissement consécutif à l'obstruction, et, d'autre part, sur une ou plusieurs artères des membres, peuvent se former comme sur les cérébrales des anévrysmes d'origine embolique.

Mais ne nous inquiétons, pour le moment, que de ce qui se passe dans le cerveau. D'abord, nul doute que des anévrysmes de ce genre ne puissent s'arrêter dans leur évolution sans s'être manifestés par aucun symptôme capable de les faire deviner; d'autres fois aussi, le malade mourra avant que l'évolution de la lésion ait eu le temps de s'achever. Dans le cas contraire, l'artère se dilatera et ses parois s'aminciront suivant la marche naturelle des anévrysmes; progressivement, le sac pourra acquérir un volume supérieur à celui d'une noix. Indépendamment des lésions possibles de ramollissement consécutives à l'oblitération vasculaire, la substance cérébrale avoisinante sera plus ou moins lésée par la tumeur elle-même ; elle pourra être refoulée, comprimée ou dilacérée, au point que celle-ci, développée d'abord sur les circonvolutions, aboutisse finalement dans un ventricule.

Enfin, si rien ne vient entraver cette évolution, l'anévrysme se rompra et une hémorrhagie variable se produira, tantôt à la surface du cerveau ou dans les méninges, tantôt au milieu de la substance blanche et des noyaux gris, ou dans les ventricules.

A l'autopsie, si l'examen est superficiel et si la lésion n'a pas été soupçonnée pendant la vie, il est possible qu'elle passe encore inaperçue, surtout dans le cas où l'anévrysme est peu volumineux. Les altérations propres à l'hémorrhagie et au ramollissement se mêlant en proportions variables, on pensera que celui-ci a été uniquement consécutif à celui-là ; et n'est-il pas permis de se demander si de pareils faits n'ont pu entrer pour une part dans la conception du ramollissement hémorrhagiparre de Rochoux ?

Mais un examen approfondi permettra de constater l'existence d'une tumeur artérielle en relation avec l'épanchement sanguin et lui ayant donné naissance. Il s'agit d'un anévrysme, situé le plus souvent sur un carrefour vasculaire, et de volume variable : gros tantôt comme un petit pois, tantôt comme une noisette, quelquefois comme une noix, exceptionnellement plus considérable encore, ainsi que dans un cas de Pitt, où le sac bilobé rappelait l'aspect extérieur de deux noix accolées. Ce calibre, aussi bien que l'importance des artères sur lesquelles elles se développent, séparent nettement ces tumeurs des anévrysmes miliaires : la sylvienne, la cérébrale antérieure, le tronc basilaire, sont les vaisseaux les plus exposés à ce genre de lésions.

Dans le voisinage, ou sur l'hémisphère opposé, quelquefois sur l'artère symétrique, il n'est pas rare de découvrir un ou plusieurs anévrysmes semblables, reconnaissant même origine, mais en général non encore rompus.

En ouvrant le sac, on constate qu'il s'est formé au niveau d'un caillot embolique ou près de son extrémité proximale ou distale, quelquefois cependant à une certaine distance. Fréquemment, suivant Pitt, on ne trouve aucun vestige de l'embolie qui s'est désagrégé ou a été résorbé : « l'alternative la plus commune est sans doute la disparition du caillot. ... Il est facile de comprendre le mécanisme par lequel un embolus septique a provoqué la formation d'un anévrysme, ceci grâce à l'examen de leurs sièges relatifs, quand on les trouve ensemble ; mais cette éventualité est rare ; elle ne s'est produite que cinq fois sur vingt-deux....... dans quatre cas même, après avoir trouvé au milieu du cerveau des caillots volumineux qui, suivant toutes probabilités, étaient d'origine anévrysmale, on ne put déterminer définitivement de quels vaisseaux ils provenaient. »

La lésion cardiaque concomitante, — en général endocardite végétante, — la localisation du processus sur un vaisseau particulièrement exposé aux embolies, l'existence simultanée d'infarctus viscéraux ou d'autres anévrysmes emboliques ou simplement d'embolies dans quelque vaisseau des membres. toutes ces considérations, à défaut d'une constatation anatomique parfaite, donneront à l'existence antérieure d'un embolus disparu ou d'un sac aévrysmal dilacéré une probabilité aussi voisine que possible de la certitude.

Historique et pathogénie

L'anévrysme embolique, nous l'avons dit, paraît avoir jusqu'ici échappé aux auteurs français ; nous ne le trouvons mentionné ni dans le nouveau *Traité de chirurgie* Duplay-Reclus ni dans l'article *anévrysme*, ancien il est vrai, du *Dictionnaire des sciences médicales*, ni dans les ouvrages d'anatomie pathologique. Quant à l'anévrysme embolique cérébral en particulier, nous ne l'avons vu signaler nulle part ; et le traité Charcot-Bouchard Affections du cœur, par M. *Petit*, t. V) pas plus que le manuel Debove-Achard n'en font mention (1).

Pourtant les auteurs anglais en parlent comme de faits bien connus, surtout en ce qui concerne les artères cérébrales, mais aussi, il faut l'ajouter, rela-

(1) Ce chapitre était imprimé quand a paru le tome VI du Nouveau Traité de Médecine. A propos de l'embolie cérébrale, M. Brissaud mentionne l'anévrysme d'origine embolique, d'après Ponfick.

tivement aux artères des membres. Le passage suivant d'H. Jackson (1) est une allusion très claire à l'anévrysme embolique : « L'hémorrhagie intracrânienne n'est pas fréquente dans les affections valvulaires du cœur, si l'on excepte les cas d'anévrysmes des grosses artères du cerveau, dont la rupture produit habituellement l'hémorrhagie méningée. Mes observations confirment l'opinion d'Austin Flint, qu'aucun symptôme nerveux important — excepté bien entendu ceux qui sont produits par l'embolie — ne se montre communément dans les affections du cœur (2).

Plus loin (3), il écrit sous ce titre : *Hémorrhagies résultant d'anévrysmes des gros vaisseaux du cerveau* :

« Dans les cas d'anévrysmes des gros vaisseaux, une altération très limitée de l'artère sera la seule lésion du système circulatoire, *à part peut-être des végétations* sur les valvules du cœur (Dr John W. Ogle et Dr Church)... Du mécanisme de leur production nous ne pouvons rien dire, et je ne veux traiter de ce sujet que ce qui est relatif au diagnostic, car la plupart du temps leur rupture produit non pas l'hémorrhagie cérébrale, mais l'hémorrhagie méningée ».

(1) Antérieurement à Hug. Jackson, Niemeyer dans une observation reproduite par la *Med. Times and Gaz* de 1870, parle des « hémorrhagies fréquentes et abondantes, *difficiles à interpréter*, qu'on observe dans le territoire des artères oblitérées par l'embolie ».

(2) *A system of medicine*, 1872, t. II (note de la page 528).

(3) Id., p. 534.

Encore une fois, il est question ici d'anévrysmes relativement volumineux, non des anévrysmes miliaires décrits par Charcot et Bouchard. Quant aux anévrysmes emboliques des membres, nous ne devons pas nous en occuper ici, laissant à la chirurgie le soin d'étudier des faits en dehors de notre sujet.

Dans une discussion à la Société médico-chirurgicale de Londres, en 1886, après lecture d'un mémoire de *J. Langton* et *Ant.-A. Bowlby* (1), ceux-ci rappellent les noms de plusieurs auteurs ayant signalé des cas semblables : *Kirkes*, qui dans un ouvrage sur les anévrysmes, aurait, le premier, mentionné l'embolie comme pouvant en être la cause, particulièrement dans le cerveau ; *Goodhart*, qui a attiré l'attention sur la nature septique de l'embolie en pareil cas ; *Ponfick*, qui a posé relativement aux conditions de formation de ces anévrysmes plusieurs règles sur lesquelles nous reviendrons.

Dans le mémoire que nous avons déjà plusieurs fois cité, *Newton Pitt* rapporte d'abord 72 observations d'embolie cérébrale d'une sylvienne ; 12 de ces malades succombèrent à la rupture d'un anévrysme cérébral ; puis 9 cas d'embolie des deux sylviennes : un patient mourut par rupture d'un anévrysme cérébral, et plusieurs autres avaient des anévrysmes non encore rompus. Enfin dans un second chapitre,

(1) A case of multiple embolism of the arteries of the extremities, followed by the formation of anevrysms, with remarks on the relations of embolism to anevrysm (*Brit. Méd.*, J. 1886, t. I, p. 1032.

passant en revue 23 cas d'anévrysmes du cerveau, observations sans doute indépendantes de la série précédente, il écrit : « C'est une lésion très rare que je n'ai trouvée que 19 fois sur 9,000 autopsies, ce qui fait moins d'un quart pour cent..... Les hémorrhagies étaient toujours associées à une endocardite végétante et se produisaient chez des malades jeunes ; comme il est démontré plus haut, il n'est pas irrationnel d'avancer qu'elles étaient d'origine anévrysmale..... La conclusion la plus intéressante est relative à l'âge des malades : la moitié exactement de ceux dont la lésion était due à une embolie avaient entre 10 et 20 ans.

Le mécanisme précis de la formation de ces anévrysmes est encore en discussion. Dans la grande majorité des cas, on ne trouve pas le bouchon embolique, et cependant — l'étude de toute la série ne permet pas d'en douter — chez les jeunes malades, presque toujours sinon toujours, la dilatation anévrysmale est précédée par un embolus..... La fréquence de la localisation sur les cérébrales moyennes (3/4 des cas) est en rapport avec la prédilection des embolies pour les sylviennes, et il est à noter que ces anévrysmes siègent plus volontiers près de la bifucation d'un vaisseau. »

Nous avons trouvé, et toujours presque exclusivement dans la littérature anglaise, encore plusieurs autres faits de ce genre ; dans le Lancet, l'observation de *Fox* (1) ; dans les cliniques de *J. Ben-*

(1) *Fox.* — A case of cerebral hemorrhage in a child seven years of age, following mitral disease (*Lancet* 27 janvier 1894).

nett (1), un autre très analogue ; une observation de *Bouillaud* (2) nous a semblé rentrer peut-être aussi dans cette catégorie. Si celles-ci pouvaient être contestées il n'en est pas de même des trois suivantes que l'on trouvera dans la liste de nos cas d'embolies au nos 34 (*F. V. Mott*), 41 (*Bauchfun*) et 46 (*Howard H. Tooth*). Ce dernier auteur cite un cas semblable observé par *Bristowe* (3).

La thèse de *Boé* (4) en contient deux autres encore, que nous avons classées parmi les nôtres aux nos 54 et 55, celles-là aussi sont empruntées au journeaux anglais. Il en est de même de l'observation 43, dans laquelle on note « une tumeur sanguine de la cuisse » dont la description semble signifier anévrysme. Enfin, nous devons à M. le Dr *Clément* la relation d'un fait dans lequel une hémorrhagie s'était produite dans un foyer de ramollissement embolique, probablement par le même mécanisme (Obs. XVI).

Dans la discussion qui suivit la communication de *J. Longton et Bowlby*, plusieurs membres de la Société médico-chirurgicale de Londres ont déclaré avoir observé de ces faits : *Georges Pollock*, un ; *Percy Kidd*, deux ; *Parker*, un (sans affection sep-

L'auteur a trouvé une thrombose des sinus à laquelle il attribue l'épanchement sanguin.

(1) J. Bennet. *Leçons cliniques*, 1873, obs. XVI, t. I, p. 201.

(2) Bouillaud. *Traité des maladies du cœur*, 1841, obs. 28, t. I.

(3) Bristowe. *Theory and practice of Medicine*, sixth edition, p. 574.

(4) Boé. Aphasie dans les maladies du cœur. Th. de Paris, 1880.

tique causale) Tous concernaient des sujets au-dessous de 30 ans.

Ponfick avait énoncé, quant à la nature de l'embolus, les conditions suivantes :

1° Que l'embolus fut pointu, proposition qu'il ne considérait pas comme essentielle ; 2° que les artères fussent situées dans des tissus de peu de consistance, ce qu'il croyait vrai ; 3° que l'embolus fût placé sur le côté distal d'une bifurcation artérielle, ce qu'il pensait aussi n'être pas indispensable.

Et *Newton Pitt* : « On a avancé que le vaisseau cède parce que l'embolus est dur et calcaire ; cependant, dans les deux circonstances où l'embole avait justement ces caractères, le vaisseau a résisté tandis qu'il en a été autrement pour quelques cas où le caillot était remarquablement mou. »

Voici maintenant les conclusions de *Langton* et *Bowlby* :

a). Indubitablement, l'embolie peut être une cause d'anévrysme ;

b). Celui-ci se développe alors au siège de l'obstruction, non au-dessus ,

c). L'anévrysme peut être dû au ramollissement de l'artère et à sa dilatation consécutive, ou à son ulcération ;

d). Les anévrysmes ne se produisent que lorsque les embolies proviennent d'un cœur atteint par un processus spécial, consistant en la production d'excroissances végétantes et souvent en l'ulcération et la destruction des valvules elles mêmes.

Enfin *Newton Pitt*, après avoir insisté sur ce qu'il

est nécessaire que l'embolus soit septique, donne les règles suivantes que nous avons gardées pour la fin de ce chapitre, parce que son mémoire étant postérieur aux autres et ses observations particulièrement nombreuses, ces conclusions nous semblent particulièrement autorisées :

1° Il est très exceptionnel de rencontrer un anévrysme cérébral non associé à une endocardite infectieuse ;

2° La présence d'un embolus septique est le point de départ des modifications qui surviennent dans le vaisseau ;

3° Le caillot s'enflamme et très souvent disparaît, et le vaisseau se dilate par suite des lésions inflammatoires qui se produisent dans ses tuniques ;

4° Un anévrysme peut se former et se rompre en l'espace de trois semaines ;

5° La présence de l'embolie peut ne s'être manifestée par aucun symptôme, et la rupture de l'anévrysme donner le premier signal du danger ;

6° Les cas d'hémorrhagie cérébrale survenue chez des jeunes sont généralement causés par un anévrysme.

L'anévrysme est-il, même quand on ne peut pas le constater à l'autopsie, le mécanisme constant des hémorrhagies consécutives à l'embolie ? La théorie générale des infarctus ou du ramollissement hémorrhagipare ne leur est-elle pas applicable ? Nous n'avons pas qualité pour trancher la question ; le problème du *ramollissement hémorrhagipare* est loin d'être résolu, bien qu'à peu près abandonné depuis longtemps. Quant aux infarctus hémorrhagiques, ils sont inexplicables sans altérations préalables du vaisseau, jusqu'à un certain point comparables à un processus anévrysmal ; d'autre part, les vastes hémorrhagies dont nous parlons ne rappellent guère les caractères des infarctus.

TABLEAU CLINIQUE

Il s'agit en général d'un jeune malade, dans la moitié environ des cas, d'un sujet entre 10 et 20 ans (1). Il se présente d'habitude avec les symptômes d'une lésion cardiaque ancienne sur laquelle est venu se greffer un processus infectieux récent. Ses antécédents ne diffèrent en rien de ceux accusés dans les cas d'embolie vulgaire : ce sont une ou plusieurs attaques de rhumatisme articulaire aigu, un ou plusieurs ictus cérébraux et les symptômes dûs à une cardiopathie, que la plupart du temps, l'examen fait reconnaître pour une lésion mitrale. Quelques jours ou quelques semaines plus tard survient une hémiplégie brusque, plus souvent à droite, et la mort peut arriver à brève ou longue échéance, sans que se soit manifesté nul symptôme sortant du cadre ordinaire de l'embolie cérébrale.

Il est plus fréquent de voir se produire à un moment où rien ne le faisait prévoir, une aggravation

(1) « La distribution entre les divers âges était la suivante : 0 à 9, un ; 10 à 19, huit ; 20 à 29, quatre ; 30 à 39, trois ; 40 à 49, deux ; 50 à 59, deux ; 60 à 69, un. Le plus jeune malade avait six ans. » (N. Pitt.)

brusque avec perte de connaissance suivie de coma persistant, stertor, déviation conjuguée de la tête et des yeux, respiration de Cheyne-stokes, parfois avec contractures immédiates symptomatiques d'une hémorrhagie ventriculaire ou méningée. Ce complexus clinique, peu commun dans les embolies ordinaires, peut même survenir brusquement, chez un sujet en apparence bien portant ; l'embolus ne s'étant manifesté par aucun symptôme antérieur à la rupture anévrysmale, ou seulement par des symptômes vagues, comme un léger mal de tête, quelques vertiges ou une mégalosplénie subite. Dans un cas, on crut à une fracture de la base du crâne (Obs. 34).

Rien d'étonnant à ce que l'embolus ne se soit trahi par nul signe de ramollissement encéphalique. Il est possible qu'il ait agi par sa nature septique sur les parois du vaisseau, sans que par sa masse, il fût capable d'en oblitérer complètement la lumière ; et d'autre part, même volumineux, il a pu disparaître rapidement, éventualité fréquente si la loi suivante est exacte : « Plus vite le caillot se ramollit et disparaît, plus le vaisseau enflammé est exposé à l'action du courant sanguin, et plus grandes deviendront les chances pour la formation d'un anévrysme. » (N. Pitt.) Bien plus, dans le cas de Howard H. Tooth, une hémorrhagie de date ancienne était restée latente.

Rarement, la mort est presque instantanée : 1 heure, 2 heures, 3 heures, 9 heures, dans les cas les plus rapides signalés par Pitt : le plus souvent, elle ne surviendra qu'au bout de quelques jours. Il n'est pas impossible que le malade guérisse, mais, on le com prend, les observations non vérifiées par l'autopsie resteront toujours suspectes. En tous cas, ces épanchements paraissent, suivant Pitt, plus souvent funestes que les hémorrhagies ordinaires; et entre tous les cas d'embolie du cerveau, cette catégorie de malades fournirait la majeure partie de ceux qui meurent par suite de leur lésion cérébrale.

Une autre forme est celle de la paralysie progressive s'établissant et s'aggravant lentement, sans ictus, et témoignant qu'une hémorrhagie lente s'augmente peu à peu. Cette infraction à la règle que nous avons posée plus haut, après M. le professeur Lépine, à propos de la symptômatologie de l'embolie, témoigne du caractère mixte de la lésion.

Des ictus successifs peuvent résulter de la rupture non simultanée de plusieurs anévrysmes.

N. Pitt note dans un cas l'existence d'œdème de la papille; nous avons relaté le cas au n° XIX de nos observations, et nous y reviendrons dans le chapitre suivant. L'anévrysme aura-t-il pris naissance sur la carotide interne, à son passage dans le sinus caverneux, on aura les signes de compression des nerfs oculaires, comme il est habituel d'en constater dans les tumeurs de cette région: le fait a été observé.

Quelle que soit la forme de la paralysie, on pourra voir évoluer simultanément non seulement des infarctus viscéraux et des symptômes d'embolies artérielles périphériques, mais aussi des anévrysmes des membres reconnaissant la même cause que la lésion cérébrale. Cette coïncidence, qui n'est pas rare, assure le diagnostic. Le plus souvent, c'est dans le creux poplité, au pli du coude, dans la région de l'aisselle que naîtront ces anévrysmes. Ils ne diffèrent pas par leurs symptômes des autres lésions de même nature, si ce n'est que leur évolution peut débuter par des symptômes d'obstruction artérielle. Quoi qu'il en soit, nous n'avons pas à nous occuper en détail d'un processus qui ressort du domaine chirurgical; sa signification diagnostique nous importe seule : il suffit de l'avoir signalé.

CHAPITRE IV

Le Fond de l'œil.

L'examen du fond de l'œil peut-il servir au diagnostic différentiel de l'embolie et de l'hémorrhagie cérébrale?

On a vu dans notre avant-propos pourquoi, contrairement à ce que nous avons fait pour les autres symptômes, nous rapportons ici toutes les observations d'hémorrhagie cérébrale où à notre connaissance l'examen ophthalmoscopique a été pratiqué. C'est que jusqu'ici on a négligé de s'expliquer nettement au sujet de ce symptôme. Nous verrons cependant plus loin que *Bouchut* s'en était occupé; mais dans la confiance illimitée accordée par cet auteur à la cérébroscopie que lui-même avait érigée en méthode, l'enthousiasme du novateur semble avoir eu trop de part, et il était permis de vérifier.

A part ce qui concerne la méningite tuberculeuse

et les tumeurs cérébrales, il ne semble pas en effet que la cérébroscopie ait suffisamment justifié les prétentions de son propagateur, traduites dans cet épigraphe : « Au travers de l'œil, voir les lésions qui se produisent dans le cerveau » (1) et par ces lignes : « Dans ma pensée, la cérébroscopie est pour la pathologie du cerveau ce que l'auscultation et la percussion doivent être dans les maladies des poumons et du cœur, c'est-à-dire le moyen de découvrir des signes physiques qui, en venant s'ajouter aux autres phénomènes de la maladie, donnent au diagnostic une précision plus grande (2) ».

Si l'école de la Salpêtrière a utilisé la méthode, c'est avec des idées directrices sensiblement différentes.

Notre attention a été attirée sur l'état des papilles optiques dans les affections qui nous occupent, par M. le Dr *Clément*, médecin de l'Hôtel-Dieu de Lyon. Ayant observé à plusieurs reprises de l'œdème papillaire dans l'hémorrhagie cérébrale, il avait pensé à se servir de ce signe pour le diagnostic différentiel avec le ramollissement, où rien de pareil *a priori* ne devrait se présenter, aucune augmentation ne survenant en pareil cas dans la tension intracrânienne.

I. — Embolie cérébrale

A. — En ce qui concerne le ramollissement en général, il ne semble pas que l'ophtalmoscope puisse être

(1) Bouchut. *Du diagnostic des maladies du système nerveux au moyen de l'ophthalmoscope*, 1866.

(2) Bouchut. *Traité de diagnostic*, 1883, p. 183.

d'un grand secours. Nous avons trouvé dans les auteurs un bon nombre de cas de *thrombose cérébrale*, où l'examen ophthalmoscopique avait été fait à des dates variables par rapport à l'ictus. Jamais nous n'avons vu signalées des lésions papillaires pouvant être en relation directe avec les troubles cérébraux. *Bouchut* lui-même avait, à peu de choses près, une opinion semblable :

« Le ramollissement cérébral sénile ne détermine jamais primitivement et par lui-même d'altération de circulation du fond de l'œil, et cela s'explique par l'état de la substance cérébrale, où il n'existe aucune cause de compression pouvant empêcher le retour du sang veineux de l'œil ».

Suit cependant une légère restriction qui ne nous paraît pas avoir été confirmée par les examens d'un grand nombre de cliniciens observant la papille sans idées préconçues :

« Dans le ramollissement cérébral chronique, il y a souvent une infiltration séreuse des contours de la papille, qui ressemble à celle qu'on observe dans le réseau de la pie-mère et qu'on peut, sans témérité, faire dépendre d'une hyposthénie des tissus (1). »

B. — Nous arrivons maintenant au *ramollissement par embolie :*

« En présence d'un cas d'embolie récente », dit *Hammond* (2), « on devra toujours se servir de l'oph-

(1) Bouchut. *Du diagnostic des maladies du système nerveux*, etc., p. 272-3.

(2) Hammond. *Traité des maladies du système nerveux*, 1879, p. 141.

thalmoscope pour examiner le fond de l'œil, et souvent dans des cas anciens, il fournira des signes d'une certaine valeur. L'artère cérébrale moyenne, siège ordinaire de l'embolie, naît de la carotide interne après l'artère cérébrale antérieure et l'ophthalmique; l'obstruction de sa lumière peut déterminer un afflux sanguin plus considérable dans les artères ci-dessus mentionnées, et l'artère centrale de la rétine qui vient de l'ophthalmique se trouve dilatée ainsi que ses branches. L'ophthalmoscope peut donc révéler la congestion ainsi produite, et nous pouvons souvent déterminer par ce moyen, en l'absence de paralysie, de quel côté du cerveau est le siège de la lésion. Dans des cas plus anciens, on trouve fréquemment de la congestion rétinienne. » Suit la relation d'un cas, datant de 1867, d'après Hammond, « le premier cas dans lequel on se soit servi de l'ophthalmoscope pour le diagnostic de l'embolie cérébrale », mais celui-ci, malgré tout, est resté incertain, puisque le malade ne mourut pas.

Wilbrand (1) observe dans un cas d'embolie cérébrale une double papille étranglée, et il explique de la façon suivante cet état insolite : Au début d'une embolie cérébrale, un gonflement de la partie lésée du cerveau survient fréquemment; ce gonflement provient de ce que les canaux lymphatiques entourant les vaisseaux sanguins se remplissent par absorption de lymphe au moment du col-

(1) V. *Rev. gén. d'ophth.* 1886, p. 86. Analyse d'un *Mémoire du Deutsch méd. Woch.*, nº 51, 1885

lapsus des vaisseaux. Cette affluence subite de la lymphe dans la partie du cerveau embolisée, produit, d'une part, le gonflement de cette région du cerveau et, d'autre part, une modification de la pression du liquide cérébro-spinal dans les ventricules, ce qui excite la sécrétion du liquide ventriculaire par l'épendyme. Cet accroissement absolu du liquide cérébro-spinal, joint au gonflement de la partie atteinte du cerveau, fait pénétrer ce liquide dans la gaine du nerf optique et y provoque les phénomènes d'étranglement de la papille.

Bouchut (1), à propos d'un cas d'embolie cérébrale, esquisse le diagnostic différentiel par l'ophthalmoscope : « Dans l'hémorrhagie cérébrale, le fond de l'œil est toujours rouge, la papille plus ou moins diffuse par hyperhémie de ses vaisseaux propres, et il y a phlébectasie rétinienne très prononcée. Or, ici (embolie), le fond de l'œil droit était pâle, la papille blanche, diffuse par *œdème séreux*, et il n'y avait pas de phlébectasie rétinienne.... Nous avons donc la preuve à l'ophthalmoscope qu'il n'y a pas d'hémorrhagie cérébrale, mais qu'il y a une lésion de l'hémisphère droit, ce qu'indique la lésion reconnue du nerf optique droit. »

Et plus loin : « Dans une hémiplégie subite qui est produite par une hémorrhagie cérébrale comprimant un hémisphère et la circulation veineuse des méninges ou des sinus, il y a toujours *diffusion rougeâtre de la papille hyperhémiée, avec dilatation et*

(1) Bouchut, *Gaz. des hôp.*, 1er août 1869.

multiplication des veines de la rétine, tandis que dans le ramollissement cérébral, il y a de l'anémie choroïdienne, pas de dilatation des veines de la rétine, et diffusion grisâtre de la papille, dont les bords sont un peu cachés par de l'œdème. »

D'après *Rosenthal* (1) : « Parmi les troubles des sens, l'*hémiopie et l'amaurose unilatérale, avec hémiplégie alterne, sont des signes caractéristiques*. Elles sont produites par des extravasats dans le nerf optique et par l'embolie de l'artère centrale de la rétine du côté correspondant ; on constate à l'ophthalmoscope la pâleur de la papille et l'absence de pulsations dans les artères de la rétine. Celles-ci sont minces, les veines plus épaisses à la périphérie, la macula entourée de petites hémorrhagies. L'amaurose embolique peut précéder de plusieurs jours l'embolie cérébrale.... »

Ainsi pour cet auteur, l'embolie est la seule complication rétinienne du processus cérébral, et il applique cette lésion à l'explication du symptôme hémiopie, depuis longtemps reconnu comme étant, au moins généralement d'origine centrale. *Hammond* pense que la papille est toujours congestionnée et les veines dilatées ; pour *Bouchut*, il y a œdème séreux, mais pâle et sans phlébectasie. *Wilbrand*, enfin, a observé la papille étranglée, c'est-à-dire le signe de l'œdème névro-rétinien le plus intense.

N. Pitt (2) dont le mémoire est basé sur 72 cas

(1) Rosenthal, *Traité clinique des maladies du système nerveux*, 1878, p. 131.
(2) Pitt, loc. cit.

d'embolie cérébrale, dit simplement : « Dans la totalité de mes observations, la névrite optique ne fut notée que deux fois (Obs. CL et CLXIII *a*) ». Dans cette observation CLXIII *a*, il s'agissait d'une embolie du tronc basilaire : « A droite, le moteur oculaire commun était paralysé ; la malade était incapable de regarder à droite ou de soulever l'œil gauche. Œdème de la papille droite. » La malade CL âgée de 61 ans, mourut de « tumeur intra-thoracique » et l'auteur note à propos du cerveau « que la seule lésion constatée fut un changement de consistance des circonvolutions rolandiques et de la pointe du lobe temporo-sphénoïdal », ce qui semble éliminer l'idée d'une tumeur intracrânienne.

L'unilatéralité de l'œdème papillaire dans le premier cas, alors que l'embolus avait pour siège le tronc basilaire, semble peu en faveur d'une action directe de l'obstruction vasculaire sur l'état de la rétine. Une autre objection plus grave, pouvant être faite à ces cas aussi bien qu'aux précédents, c'est que nous n'avons aucun renseignement sur l'état des urines chez les malades en question.

Dans nos observations, nous avons noté, chaque fois qu'il avait été pratiqué, les résultats de l'examen ophthalmoscopique ; dans les observations 26, 29 et 63, où l'examen a été fait le jour ou le lendemain de l'ictus, fond d'œil normal.

L'observation 32 est celle de Bouchut, prise par lui comme sujet de la leçon clinique dont il est parlé plus haut. Dans l'observation 25, les papilles vues cinq mois après l'ictus présentaient « une coloration grisâtre sénile » (?). Dans quatre autres enfin, l'examen pratiqué trois semaines, un mois et demi, deux mois après l'attaque, montra une papille normale.

Il est indéniable, d'autre part, qu'une embolie rétinienne constatée dans un cas d'hémiplégie d'origine douteuse serait un symptôme diagnostique de haute importance, ainsi que dit *Rosenthal*, et pouvant parfaitement se présenter soit avant, soit après l'ictus : comme il se manifeste la plupart du temps par l'amaurose unilatérale, il attirerait l'attention plus que l'œdème papillaire qui, assez souvent, ne donne pas lieu à des troubles fonctionnels marqués. Mais, d'après ce qu'il nous a été donné de voir, cette complication est rare, et l'on n'y peut guère compter pour éclaircir le diagnostic.

Quant à l'œdème, s'il paraît certain qu'il puisse se produire, il est en tout cas exceptionnel.

II. — Hémorrhagie cérébrale

Nous avons vu l'opinion de *Bouchut* au sujet de l'ophthalmoscopie dans l'embolie cérébrale; en ce qui concerne l'hémorrhagie, il accordait à cet examen une valeur beaucoup plus grande encore.

Comparant l'épanchement à une tumeur, il expliquait ses effets sur la rétine par le mécanisme suivant :

« Une fois arrivé à la papille et au nerf optique, le sang veineux entre dans le sinus caverneux, puis dans le sinus pétreux ou latéral, pour gagner le golfe de la veine jugulaire, et il y arrive sans peine, tant qu'un obstacle ne vient pas engorger les sinus dans une étendue plus ou moins grande. Si un obstacle se produit, ce qui arrive très fréquemment... enfin dans l'effort hémorhagique qui n'a pas été assez violent pour occasionner une déchirure du cerveau, il en résulte une stase des veines et des capillaires de la papille, de la rétine ou de la choroïde, qui produisent des altérations très variées du fond de l'œil. »

Ces altérations pour lui sont les suivantes :

La congestion papillaire ou voile papillaire ;

Les flexuosités phlébo-rétiniennes ;

Les phlébectasies rétiniennes ;

Les hémostases phlébo-rétiniennes ou arrêts relatifs du sang dans les veines ;

Les hémorrhagies de la rétine ou de la choroïde ;

L'œdème ou infiltration séreuse de la papille ;

L'hydrophthalmie, et parfois un véritable glaucôme aigu (1).

Chacune de ces lésions pourrait exister isolément ou combinée avec une ou plusieurs autres.

Et nous avons vu par quelles distinctions un peu subtiles, en tout cas possibles seulement à un spécialiste, il prétendait parvenir à les distinguer d'autres très analogues trouvées dans l'embolie cérébrale.

(1) Bouchut. *Diagnostic des maladies du cerveau*, etc., p. 14, 17, 19, 21, 23, 26, 183, 185 et *traité de diagnostic* (œil et cerveau), p. 183.

Faits expérimentaux.

Nous n'insisterons pas ici sur la fréquence bien connue de l'œdème papillaire dans les tumeurs cérébrales. Mais le fait étant admis, ne semble-t-il pas vraisemblable qu'une hémorrhagie, au moins si elle est importante, puisse jouer passagèrement un rôle analogue à ce qui se passe dans les tumeurs? Pourtant, il faut ajouter que la théorie soutenue principalement par *de Græfe*, suivant laquelle toute réduction de l'espace intracrânien est susceptible de presser sur le sinus caverneux et d'amener, par suite, une stase veineuse, puis une inflammation, cette théorie tend à céder maintenant devant celle de *Deutschmann*. La première objection qui vient à l'esprit contre l'explication de *Bouchut* est celle que *Sesemann* et *Gurwitsch* faisaient expérimentalement à *de Græfe* lui-même : « que les débouchés du sang veineux de l'œil sont assez faciles vers la veine faciale pour qu'il n'y ait pas de stase oculaire lorsque le sinus caverneux est comprimé ».

Schwalbe a admis que le liquide céphalo-rachidien peut, lors d'une exagération de tension intracrânienne, être chassé dans l'espace subdural et subarachnoïdien du nerf optique (espace intra-vaginal) et devenir ainsi le point de départ de la stase papillaire et ultérieurement de la papillite. D'autre part, d'après les expériences de *Manz*, tout liquide coloré (sérum du sang, etc.) injecté dans le crâne, même à faible pression, parvient avec la plus grande facilité dans la gaine fibreuse du nerf optique. Mais *Deutschmann* l'a démontré, ni le fait de l'arrivée d'un liquide sous pression jusqu'à la papille, ni l'imbibition à ce niveau des éléments nerveux, admise par *Kuhnt*, ne peuvent expliquer l'inflammation de la papille ; il faut y ajouter l'infection localisée par les germes, et ainsi l'œdème serait secondaire à l'inflammation.

Enfin, suivant *Picqué*, ces diverses théories sont elles-mêmes impuissantes à expliquer les cas de coexistence de tumeur cérébrale et de stase papillaire, quand la première de ces deux affections n'est pas accompagnée de méningite (1).

Si toutes ces discussions appuyées d'expériences, ne démontrent nullement l'impossibilité de troubles papillaires consécutivement à un épanchement intracrânien jouant transitoirement le rôle de tumeur, du moins, prouvent-elles qu'*a priori* l'existence n'en est point certaine ni l'explication aussi commode que l'enseignait *Bouchut*.

Il faut avouer que les expériences d'*Adamkiewicz* (2) sont peu favorables à la probabilité de ce phénomène :

« Dans de récents travaux », dit-il, « j'ai montré que la diminution de l'espace intracrânien par des foyers, ne produit ni augmentation de pression du liquide cérébro-spinal dans le crâne, ni compression des capillaires à la surface du cerveau ; en

(1) Picqué. *Etude crit. sur l'anat. path. et la pathogénie des névrites optiques. Arch. d'Ophth. 1888.*
(2) Adamkiewicz. *Neurol. centralb.* 1er décemb. 1893.

d'autres termes, que les foyers intracrâniens ne produisent pas ce qu'on appelle la compression cérébrale et ses conséquences, c'est-à-dire l'anémie du cerveau. »

Suivent les résultats d'expériences faites sur des lapins :

I. L'introduction dans la cavité crânienne de corps étrangers qui la rétrécissent, ne produit aucun changement appréciable dans la circulation du fond de l'œil.

II. Mêmes résultats si on introduit dans la cavité crânienne des corps étrangers qui, en se gonflant, font croître doucement la pression.

III. — Si on injecte dans le crâne un liquide indifférent, mais coloré, sous pression plus forte, les veines de la choroïde se remplissent jusqu'à la limite de la papille optique, tandis que les vaisseaux de la papille elle-même ne participent pas à cette stase artificielle.

Faits cliniques.

Voyons, maintenant, l'avis des auteurs sur l'existence clinique de cette complication : l'œdème de la papille et accessoirement les hémorrhagies rétiniennes.

A propos des traumatismes de l'encéphale, *Bouchut* (1), puis *Panas* (2), en s'appuyant sur un plus

(1) Bouchut. *Des signes ophthalmoscopiques différentiels de la commotion et de la contusion du cerveau.* (Communic. à l'Acad. des Sc., juillet 1875).

(2) Panas *Contribution à l'étude des troubles circulatoires visi-*

grand nombre de faits, ont conclu à la possibilité de modifications du fond de l'œil dans ces traumatismes.

Plusieurs des conclusions de Panas doivent être retenues pour le sujet qui nous occupe :

I. La *staung-papille* se montre souvent à la suite de diverses lésions traumatiques de l'encéphale : commotion, contusions, blessures diverses et fractures du crâne.

II. D'après les autopsies qui nous sont propres, cette stase semble dépendre, comme le veut *Schwalbe, de l'infiltration de sang ou de sérosité dans la gaîne du nerf optique*, et non de la lésion cérébrale elle-même.

....

V. Tout ce qu'on peut affirmer, dans l'état actuel de nos connaissances, c'est que la stase papillaire indique la présence d'*un liquide épanché dans les méninges*.

Nothnagel (1) dit : « La papille étranglée et la névrite optique ne paraissent pas être dans un rapport de cause à effet avec les hémorrhagies du cerveau, parce que la période d'augmentation de la pression intracrânienne est trop courte pour produire la papille étranglée. » Le passage est cité par *Remak*,

bles à l'ophthalmoscope dans les lésions traumatiques de l'encéphale. (*Bull. de l'Acad. de méd*, 2e série, t. V, p. 182, 1876).

(1) NOTHNAGEL. *Handbuch der spec. Path. und Therap. von v. Ziemssen*, 1878, s. 129.

dont le mémoire (1) nous a été de grand secours, et cet auteur ajoute que *Nothnagel* ne parle plus de ce point en litige dans son *Traité de diagnostic des maladies de l'encéphale.*

Et *Forster* (2), dans son travail sur les *Rapports des maladies générales et locales avec les affections des organes de la vision*, écrit : « Dans l'apoplexie du cerveau, des changements particuliers du nerf acoustique et du nerf optique ne sont pas observés, et l'on ne trouve qu'exceptionnellement la papille étranglée. » Plus loin : « Il n'est pas invraisemblable que dans les grandes hémorrhagies du cerveau on ait trouvé des troubles analogues à ceux que *Manz* a déterminés dans ses expériences sur le lapin : anémie artérielle et stase veineuse de la papille. » D'ailleurs, ajoute *Remak,* on a pu constater dans l'espace subvaginal la présence du sang extravasé jusqu'à l'épanouissement du nerf optique.

Leber (3) est plus explicite : « Il y a, dit-il, des hémorrhagies avec irruption vers la base du crâne, qui peuvent mettre le sang directement en communication avec les espaces qui cloisonnent le nerf optique et provoquer ainsi une double papillite. »

L'opinion d'*Eichhorst* (4) paraît dériver de celle de *Leber :* il pense qu' « il se produit quelquefois de l'infiltration du nerf optique. Mais cette infiltration

(1) Remak. *Ueber des Auftreten von Staungspapille bei Hirnblutungen Berl. Klin. Woch.*, 23 p. 828 et 848.

(2. Forster. Handb. der Augenheilk. v. Graefe und Samisch. B. VII, 1, s. 104.

(3) Leber. Id. Band V, s. 783

(4) Eichhorst. *Traité de Path. int.*, t. III, p. 330.

n'est pas du tout le résultat de l'augmentation de pression intracrânienne créée par l'hémorrhagie; elle ne survient que quand le raptus sanguin a traversé la substance cérébrale et a trouvé accès dans l'espace sous-vaginal du nerf optique (hémétome vaginal). »

Voici maintenant l'avis de *Remack* lui-même : « Peut on dénier toute valeur séméiotique à l'existence d'un œdème papillaire ? Cette question, provisoirement, est difficile à juger, les observations sont rares ; mais il n'en reste pas moins certain que l'*étranglement est relativement fréquent dans les apoplexies... : on ne peut refuser à ce symptôme une certaine valeur pronostique.* Sa présence montre que l'hémorrhagie a pris une grande extension. » Rappelons à cette occasion que *W. Edmunds* et *J.-B. Lawford* ont hasardé récemment, en s'appuyant sur cinq faits, l'hypothèse que la névrite optique signifierait pronostic grave, et l'absence de névrite, pronostic bénin; ceci à propos des tumeurs cérébrales.

Cependant, il y a une autre difficulté, ajoute *Remack*, qui peut résulter d'une hémiplégie urémique, celle-ci dans un cas qu'il a observé, s'étant accompagnée d'étranglement de la papille.

Il nous semble que pas n'est besoin de démontrer la nature urémique de l'hémiplégie pour que les altérations du fond de l'œil puissent être mises sans témérité sur le compte de l'influence cérébrale. L'albuminurie suffit pour en rendre l'origine équivoque (1).

(1) REMACK rapporte brièvement ce cas observé chez *Biermer* :

D'après *H. Jackson* (1) : « De temps en temps l'amblyopie survient avant l'hémorrhagie cérébrale. Dans ces cas, on trouve le plus souvent la lésion de la rétine qui dépend du mal de Bright, et habituellement des hémorrhagies sont constatées dans le fond de l'œil... si nous trouvons soit la névrite optique, soit quelque lésion atrophique des nerfs, nous ne pouvons pas voir un lien entre celle-ci et l'hémorrhagie cérébrale, à moins que nous ne sachions que l'atrophie est secondaire à une maladie de Bright. Bref, la *névrite optique (en l'absence d'albuminurie) est bien rarement en connexion quelconque avec l'hémorrhagie cérébrale. Elle la précède rarement et très rarement la suit.* Comme pourtant la névrite optique est fréquemmment associée particu-

« Malade hémiplégique et hémianesthésique reçu peu de temps après l'ictus. Il y avait *étranglement papillaire très net des deux côtés*. On s'attendait à trouver une hémorrhagie avec hématôme des gaînes.

Mais il sortit du coma au bout de 48 heures, et l'œdème disparut plus tard. Mort quelques semaines après : *ni apoplexie, ni hématôme des gaînes* à l'autopsie. Atrophie rénale. »

Cette observation est importante, parce qu'on peut se demander si *cet étranglement papillaire* passager ne fut pas consécutif à une *apoplexie séreuse*, celle-ci pouvant produire l'augmentation de tension au même titre qu'un épanchement sanguin ou une tumeur.

Cette interprétation assez plausible et bien en accord avec l'opinion que nous soutenons après *M. le docteur Clément*, diminue sensiblement la valeur de notre restriction, du moins en ce qui concerne la *papille étranglée*, lésion qui n'est pas considérée comme l'un des éléments caractéristiques du fond d'œil albuminurique.

(1) H. JACKSON. *A system of Medicine*, t. II, p. 550. — Londres 1872.

lièrement chez les jeunes gens aux tumeurs du cerveau, *il y a là un certain* rapport de *l'hémorrhagie aux tumeurs*, mais cette circonstance se produit bien rarement. »

Dans une discussion à l'*Ophthalmological Society* (1), à propos d'une observation de Bristowe que nous relatons plus loin (Obs. XIV) *H. Jackson*, tout en insistant encore sur la rareté du fait, dit cependant « qu'un vaste épanchement sanguin peut être considéré comme un corps étranger » (2).

Felser (3), dans sa thèse, donne les conclusions suivantes : « L'artério-sclérose des vaisseaux du cerveau s'étend sur les vaisseaux du nerf optique et de la rétine, et toujours elle amène l'œdème périphérique de la dernière. L'artério-sclérose des vaisseaux du cerveau avec hémorrhagie consécutive est, dans la grande majorité des cas, accompagnée d'hémorrhagies rétiniennes. »

Ces lésions du fond de l'œil sont donc fréquentes dans l'hémorrhagie cérébrale, mais, d'après les auteurs, paraissent plutôt dues à l'artério-sclérose et à la néphrite, qui si souvent coïncident avec l'apoplexie. *Panas* (4) n'affirme-t-il pas que dans 90 p. 100 des cas — indépendamment de toute lésion cérébrale — elles sont liées à l'albuminurie? *Trousseau* (5) va

(1) *Brit. Méd. J.* 1886, I p. 548.

(2) SHARKEY prenant part à la même discussion : « Il n'est pas douteux que la névrite optique ne soit fort rare dans l'hémorrhagie cérébrale. »

(3) Th. de Saint-Pétersbourg, 1889. *Rev. gén. d'ophth.* 1889, p. 541.

(4) PANAS. *Un. Méd.*, 1864, p. 12.

(5) TROUSSEAU. *Clin. des Quinze-Vingts*, 1887, p. 173.

plus loin encore quand il croit pouvoir rattacher à l'urémie toutes les hémorrhagies rétiniennes ayant l'aspect des hémorrhagies albuminuriques, *quand bien-même il n'y aurait pas d'albumine* dans les urines : celle-ci n'apparaîtrait que plus tard, et l'état ophthalmoscopique en serait le signe avant coureur.

Les opinions autorisées que nous avons successivement parcourues doivent nous faire rejeter comme explication exclusive de l'œdème papillaire, l'existence d'une hémorrhagie cérébrale, chaque fois qu'aura été constatée l'albuminurie. Tel était le cas d'un malade mort dans le service de M. le professeur Bondet (Ob. XVII) et à l'autopsie duquel on trouva une vaste hémorrhagie ventriculaire et des lésions avancées de néphrite interstitielle. Pendant la vie, M. le Dr Rossigneux, ex-chef de clinique ophthalmologique, avait constaté des hémorrhagies et un œdème papillaire où il avait reconnu les traits caractéristiques du fond d'œil albuminurique. Les urines, en effet, donnaient un précipité notable d'albumine. Pour la même raison, il sera permis de suspecter celles où l'analyse des urines n'a pas été faite. Ainsi en est-il de toutes celles de Bouchut.

Mais encore cette réserve n'est-elle que théorique: au point de vue pratique du diagnostic, l'œdème et les hémorrhagies du fond de l'œil, même associés à l'albuminurie, auront toujours la valeur d'un signe de l'avis de tous fréquemment rencontré chez les apoplectiques.

Résultats personnels. — I. Maintenant, nous devons juger de nouveau la question d'après les observations que nous avons recueillies, et nous demander encore si, cliniquement, les lésions de la pupille sont constantes dans l'hémorrhagie cérébrale?

Il est certain que non.

D'abord, chaque fois que l'examen ophthalmoscopique n'a pas été fait aussitôt après l'ictus, dans les *trois cas* du moins que nous avons réunis :

Obs. I. — (Personnelle); examen 15 jours après l'ictus.
Obs. II. — (Wiethe); examen 3 mois après l'ictus.
Obs. III. — (Féré); examen 8 ans après l'ictus.

Pour ces observations, on a le droit d'objecter que l'œdème peut être passager, et avoir disparu sans laisser de traces, une fois que le caillot qui causait la compression eut été lui-même résorbé en totalité ou en partie. C'est justement ce qui semble ressortir d'une observation qui nous a été communiquée par notre maître, M. le Dr *Bouveret* : chez une jeune fille de 22 ans, non albuminurique, apparemment non syphilitique, sans nul signe cardiaque ou pulmonaire, ne présentant aucun stigmate hystérique, et entrée pour des symptômes nerveux dont l'origine très probable fut diagnostiquée tumeur ou hémorrhagie du cervelet; on constata avec des troubles de la vision, de la névrite optique double plus marquée d'un côté où se trouvaient aussi deux petites hémorrhagies. Sortie améliorée de l'hôpital, elle écrivait un mois plus tard que les symptômes nerveux avaient beaucoup diminué et que la vue était redevenue normale. Actuellement, deux ans après son séjour, elle est tout à fait bien portante. Nous n'avons pas, à cause de l'incertitude du diagnostic, joint cette observation aux nôtres ; il est néanmoins certain que, dans ce cas, des lésions rétiniennes ayant évolué simultanément avec un processus central donnant des symptômes d'épanchement encéphalique, ont également rétrogradé avec ces symptômes.

D'autre part, *Horsley*, *Bruns*; *Erb*, *Taylor* affirment que la névrite optique qui accompagne les tumeurs cérébrales peut disparaître après une trépanation, alors même que la tumeur cérébrale n'a pas été enlevée (1).

II. — Mais même quand l'examen a été fait aussitôt ou presque aussitôt, c'est-à-dire à un jour ou deux de l'ictus, des hémorrhagies méningées ou cérébrales parfois considérables n'ont amené aucun trouble de la papille :

1° Obs. IV. — (Reinhardt). Hématôme important de la dure-mère.

2° Obs. V. — (P. Smith.) Hémorrhagie cérébrale considérable *ayant même pénétré dans les gaînes des nerfs optiques*

3° Obs. VI. — (Al. Starr.) Hémorrhagie méningée avec *signes de compression du cerveau.*

4° Obs. VII. — (Ramskill.) Hémorrhagies multiples de la protubérance.

5° Obs. VIII. — (Sidebotham.) Petite hémorrhagie cérébrale.

6° Obs. IX. — Personnelle. Vaste hémorrhagie cérébrale.

7° Obs. X. — id. id.

(1) *Bulletin Médical* ; 27 juin 1894. — Comptes-rendus de l'Ophth. Society de Londres.

III. En revanche, l'œdème papillaire a été constaté dans huit observations :

Obs. XI. — (*Lebedlew*)
— XII. — (*Hosch*)
— XIII. — (*Remak*)
— XIV. — (*Bristowe*)
— XV. — (*Clément*)
— XVI. — (*Clément*)
— XVII — (*Personnelle*)
— XIX — (*X Pitt*)

Le malade XVII semble avoir présenté absolument les lésions de la rétinite albuminurique. Les deux premiers et le XVI, au sujet desquels l'examen des urines n'est pas mentionné sont un peu suspects. Dans l'observation XIX (hémorrhagie embolique), on note : néphrite aiguë. Mais les trois autres sont irréprochables, et l'on n'y peut attribuer la lésion rétinienne qu'à une action directe sur la circulation papillaire.

Nous devons y joindre cinq observations brièvement rapportées par *Remak* dans son mémoire, très analogues à la sienne et dues à *Mackensie, Samt, Furstner, H. Jackson, Bristowe* ; nous avons ajouté à notre collection, sous le titre XIX, les traductions des notes sommaires fournies par Remak sur ces cinq cas.

Chez la malade XVIII, une vaste hémorrhagie très récente fut trouvée à l'autopsie, tandis qu'à l'examen *per vitam*, le fond d'œil avait semblé complètement sain. Mais nous croyons que, dans ce cas, l'hémorrhagie cérébrale fut postérieure à cet examen ; d'après nous, elle a correspondu à l'aggravation brusque survenue quarante-huit heures avant la mort. Les symptômes antérieurs étaient dus à l'embolie constatée à l'autopsie ; la malade avait un rétrécissement mitral très serré, et son cas nous paraît rentrer de toute évidence dans les *hémorrhagies cérébrales d'origine embolique* étudiées dans le précédent chapitre.

Nous avons cru pouvoir assimiler légitimement les hémorrhagies méningées avec symptômes de compression aux hémorrhagies cérébrales, c'est pourquoi on en trouvera plusieurs cas dans nos observations.

Peut-être les lésions papillaires sont-elles plus fréquentes quand l'hémorrhagie siège à la base du cerveau ; mais notre statistique n'est pas assez étendue pour que cette question puisse être définitivement résolue ici. D'autre part, elles semblent exister beaucoup plus souvent si le sang a fait irruption dans la gaine du nerf optique, condition qui, toutefois, n'est point indispensable ; la simple compression du cerveau paraît suffire, et nous ne croyons pas que l'on puisse conclure rigoureusement d'expériences faites sur des animaux (V. *Adamkiewics*) à ce qui se passe chez l'homme. Nous avouons cependant que la pathogénie du phénomène demanderait à être encore élucidée.

OBSERVATION I. — PERSONNELLE (RÉSUMÉE)

Bal. 57 ans, vannier.

Entre salle Ste-Elisabeth, clinique de M. le professeur Lépine, le 27 mars 1894.

Se sentait un peu faible depuis quelques mois, mais sans aucun symptôme localisé.

Le matin de l'entrée, ictus progressif : d'abord, la parole manque de netteté ; dix minutes plus tard, il laisse tomber une balle qu'il avait sur la tête et un paquet qu'il portait sous le bras, puis tombe lui-même avec une paralysie de tout le côté gauche.

Deux ou trois heures après l'attaque, même état : torpeur, réponses rares aux questions posées, hémiplégie gauche flasque absolue, étendue a tout le facial ; la langue ne peut se tirer hors de la bouche ; impossibilité de tourner la tête et les yeux à gauche.

Hémianesthésie gauche sensitive totale. Va mieux le soir. Prétend voir également des deux yeux.

Le 13 avril, *examen ophthalmoscopique* par notre ami Georges Gayet, interne de la clinique ophthalmologique: *papilles saines, seulement un peu pâles, mais à bords bien nets.*

Raideur du membre supérieur gauche, avec exagération du réflexe rotulien du même côté.

Le 26, on constate une énorme eschare sacrée. — Mort le 2 mai.

Autopsie. — Hémorrhagie de la partie postérieure du corps strié, ayant déchiré le segment postérieur de la capsule interne. Perforation du corps strié qui a laissé passer le sang dans le ventricule. Le sang épanché est couleur chocolat. Rate volumineuse (sans doute à cause de l'eschare).

OBSERVATION II (Abrégée)

Th. Wirth (*Knapp's und Schweigel Arch.*, 1884, p. 387).

Le 27 juin 1881, entre un homme de 55 ans qui, jusqu'à il y a deux ans, s'était bien porté, mais dont la vue a toujours été médiocre. Pas de syphilis.

En janvier dernier, chute sur la tête avec hémorrhagie par le nez, la bouche et les oreilles; perte de connaissance.

En mars, apoplexie et hémiplégie gauche guérie au bout de quelques semaines.

Le 26 juin, obscurcissement de la vue et, au bout d'une heure et demi, cécité complète.

Examen de l'œil : pupilles dilatées, ne réagissent pas; astigmatisme; *pas de lésions du fond de l'œil.* A gauche, parésie faciale; pas de trouble de la sensibilité. Hémianopsie homonyme supérieure. Mort neuf mois et demi plus tard.

Autopsie : Athérôme de tous les vaisseaux de la base du cerveau; foyers apoplectiques anciens dans le lobe pariétal et la couche optique gauche, le lobe temporal et le noyau lenticulaire droits, ainsi que dans la substance blanche du lobe frontal du même côté.

Hypertrophie excentrique du ventricule gauche du cœur.

Pas d'hémorrhagie du nerf optique ni de son chiasma; pas de traces de fracture du crâne.

OBSERVATION III (Résumé).

Ch. Féré (*Arch. de Neurol.*), mars 1885, p. 223.

Femme, 61 ans. — En 1873, hémiplégie droite et aphasie.

L'aphasie guérit en trois semaines; en 1881, on note la persistance de l'hémiplégie droite, avec raideur; hémianesthésie du même côté, rétrécissement du champ visuel, surtout à droite. *Pas de lésions du fond de l'œil.*

Autopsie (avril 1881) ; Dégénérescence du faisceau pyramidal gauche. Foyer ancien d'hémorrhagie situé en arrière du noyau lenticulaire, coupant le carrefour sensitif en arrière et arrivant jusque sous la troisième frontale.

OBSERVATION IV

(REINHARD. *Arch. fur psych.*, t. XVIII).

(OBS. I. — RÉSUMÉE).

Alcoolisme chronique ; démence consécutive.

Le 20 juillet 1882, ictus apoplectique épileptiforme ; hémiplégie droite ; hémianopsie homonyme droite complète. Pneumonie. Mort le 25 juillet 82.

Examen ophthalmoscopique le jour même de l'ictus ; *fond d'œil sain*.

Autopsie : Hématôme de la dure-mère ; le caillot, récent, s'étend sur la convexité à gauche de la circonvolution pariétale ascendante jusqu'à la pointe du lobe occipital, et en bas jusqu'à la deuxième circonvolution temporale.

OBSERVATION V

(PRIESTLEY SMITH)

(*Ophthalmological Society.* — *Lancet*, 1883, II, p. 1092).

Homme de 38 ans, fit une chute le 8 mars. Le jour suivant eut une attaque, mais pas de symptômes certains de lésion localisée jusqu'au 18 mars, où il commença à avoir mal à la tête. Le 20 mars, vomissements, obnubilation intellectuelle ; on l'apporte à l'hôpital, présentant des symptômes de compression cérébrale. *Les disques optiques examinés à l'ophthalmoscope furent trouvés sains.*

La torpeur augmenta et, le 21 mars, il eut une attaque et mourut.

L'examen post-mortem montra une grande quantité de sang

épanché sous la dure-mère, à gauche, provenant d'une hémorrhagie récente dans le lobe frontal gauche, laquelle s'était frayé un passage à travers la circonvolution frontale inférieure.

Les nerfs optiques étaient distendus; l'un d'eux fut ouvert aussitôt et l'on trouva qu'il contenait du sang; dans l'autre, conservé d'abord dans le liquide de Müller, puis coupé longitudinalement, on trouva un caillot dont la disposition démontrait clairement l'existence des deux espaces décrits par Schwalbe : subdural et subarachnoïdien. Ce sang avait pénétré exclusivement dans le premier. Le second (subarachnoïdien) était distendu par un liquide incolore, — probablement du liquide céphalo rachidien — qui avait été chassé de l'espace sous-arachnoïdien méningé par l'accroissement de pression dans le crâne. *Malheureusement, ce cas ne s'était pas accompagné des troubles visuels et des modifications ophthalmoscopiques qui peuvent résulter d'une hémorrhagie dans la gaine du nerf optique. Les pupilles examinées huit heures avant la mort, étaient normales ;* mais il n'est nullement certain que le sang, à ce moment, se fût déjà frayé un passage entre les gaines des nerfs.

OBSERVATION VI (Abrégée)

Allen Starr and Th. Mac Burney, Brain. 1891, p. 284.

Hémorrhagie traumatique d'une veine de la pie-mère ; compression de la circonvolution de Broca et de la zone sensitivo-motrice de l'écorce : aphasie ; hémiplégie droite et hémianesthésie : trépanation : ablation du caillot : guérison.

Un médecin, âgé de 40 ans, fait une chute de voiture le 17 août 1889. Tout d'abord rien qu'un peu « d'étourdissement ». Mais le soir, délire, stupeur et, dans les trois jours qui suivent, s'établit un état semi-comateux. Le matin qui suit l'accident, on le trouve aphasique et avec une hémiplégie droite totale. Au bout d'une semaine, il a repris connaissance, et l'on peut se rendre compte que l'aphasie est exclusivement motrice. Les membres paralysés sentent bien le froid et le chaud, mais mal les contacts et la douleur.

Entre en décembre à Roosevelt Hospital (N. York), ne dit pas un seul mot ; comprend bien tout ce qu'on lui dit et s'efforce de répondre par signes ou en essayant d'écrire de la main gauche. Pourtant il y a un certain degré d'obnubilation intellectuelle. Il rit ou s'attriste facilement.

Image ophthalmoscopique normale.

Acuités visuelle et auditive normales aussi.

Sensations douloureuses et tactiles mal perçues à droite où il existe une hémiplégie incomplète.

Les yeux peuvent se tourner dans toutes les directions, mais il ne peut diriger la tête à droite.

Pupilles réagissent bien, mais un peu plus dilatées à gauche.

Ni paralysie faciale, ni déviation de la langue.

Bras presque totalement paralysé, ne pouvant exécuter qu'un léger mouvement d'abduction. Aidé par deux personnes, il pouvait traîner un peu la jambe, mais non se tenir debout sans soutien. Main en flexion et pronation, jambe en extension, toutes deux très raidies. Réflexes très exagérés, trépidation du pied et du genou facilement produite. Intégrité des sphincters. Pas de cicatrice sur la tête.

Le 13 décembre 1889, trépanation par le prof. Mac-Burney.

Pie-mère très œdématiée et décolorée ; on aperçoit un caillot s'étendant au-dessous de la pie-mère sur la partie postérieure de la troisième frontale, et jetant par-dessus la frontale ascendante une mince couche qui se continue avec un caillot plus gros remplissant la scissure de Rolando et assez volumineux pour distendre fortement le cul-de-sac qui borne inférieurement cette scissure. Le caillot s'arrêtait au quart supérieur du sillon et ne couvrait pas non plus le tiers inférieur de la frontale ascendante.

Le cerveau, jusqu'à un pouce tout autour, était sain et animé de battements, mais les parties que recouvrait le sang paraissaient sans battements, et colorées en rouge jaunâtre. Après ouverture de la pie-mère, on enlève le caillot petit à petit, avec des éponges : une quantité de sang en partie organisé égale à au moins une drachme fut retiré de la scissure de Rolando. On avait constaté que la surface du cerveau était, en ce point, séparée du crâne par un espace d'un demi pouce environ, détail plus évident encore après l'intervention.

Trois jours plus tard, aspect normal du cerveau. Soulagement le soir même ; au bout de peu de jours, intelligence plus lucide

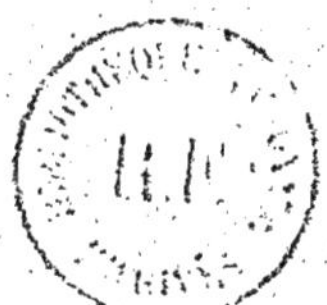

et émotivité moins grande. Deux mois après, il pouvait marcher avec une canne.

OBSERVATION VII (RÉSUMÉE)

(Dr RAMSKILL, Brain. 1890, p. 88.)

Malade depuis janvier 1887 : amaigrissement, affaiblissement, maux de tête fréquents.

Un an plus tard, sans perte de connaissance, hémiplégie droite très améliorée au bout de trois jours.

Deux mois après, et en décembre 1888, attaque de vertige, toujours sans perte de connaissance ni augmentation de la faiblesse. Diminution de la mémoire et apathie croissante.

Entre en avril 1889, à National hospital : faiblesse des quatre membres avec prédominance à droite ; pas de déviation de la langue ; se rend bien compte de son état, mais fixe difficilement son attention au delà de quelques minutes.

Huit jours après son admission, on note qu'il a perdu entièrement la force dans les membres supérieur et inférieur gauches ; paralysie faciale prédominant beaucoup à droite. Langue déviée à gauche, parole moins distincte, déglutition difficile.

Graduellement, tombe dans le coma et meurt trois semaines après son admission, avec une température élevée.

N'avait ni paralysie oculaire ni *névrite optique*. Albuminurie légère.

Autopsie : Hémorrhagies multiples de la protubérance, placées de façon à intéresser les faisceaux des deux côtés. Cerveau sain.

Hypertrophie du ventricule gauche du cœur.

OBSERVATION VIII (RÉSUMÉE).

(E.-J. SIDEBOTHAM)

Albert M , 8 ans ; entre à Luke-Ward le 9 septembre. Mal de tête depuis le 5.

Le 7, convulsions du côté gauche de la bouche, et le lendemain, du bras gauche et des deux jambes. Ce jour-là, il cessa de parler et ne parla plus dans la suite.

A son entrée, il est très assoupi, semble, pendant un très petit nombre d'heures, comprendre ce qu'on lui dit, mais ne répond pas.

Mouvements spasmodiques, puis véritable clownisme de la face avec prédominance à droite ; agitation générale, perte incomplète de la connaissance.

Pouls à 128°. Temp. = 181° 4 Far. Urines sans albumine.

Pas de réflexes rotuliens.

Le 10, les accès convulsifs se continuent et s'étendent au bras droit qui est paralysé.

Ce jour là, examen ophthalmoscopique : veines de la rétine très distendues par le sang, mais il n'y a ni engorgement ni diminution de la netteté dans aucun autre point de l'image rétinienne.

Mort le dixième jour de la maladie; les convulsions avaient continué dans les derniers temps, et il s'y était joint une extrême raideur des bras, et aussi, mais avec moins d'intensité, des membres inférieurs. — Cheyne Stokes.

Autopsie : Circonvolutions aplaties, ce qui semblait indiquer un certain degré d'œdème cérébral; mais pas d'augmentation du liquide des ventricules.

Artérioles et capillaires de la pie-mère dilatés et remplis de corpuscules et de leucocytes (examen microscopique); même état des vaisseaux cérébraux.

A trois quarts de pouce au-dessous du tiers moyen de la pariétale ascendante gauche, et immédiatement sous la substance grise de l'écorce, hémorrhagie mesurant environ trois quarts de pouce de long sur un demi en largeur, le grand axe à angle droit par rapport à la surface du cerveau. Ni anévrysmes miliaires ni aucune autre lésion capable d'expliquer l'hémorrhagie.

Tous les autres organes sains.

OBSERVATION IX (RÉSUMÉE)

(Due à notre ami G. GÉLEY, interne des hôpitaux.)

Chev., 50 ans, journalier, entre le 29 mai 1894 dans le service de M. le Dr Vinay, médecin de l'Hôtel-Dieu, salle Saint-Maurice, pour une pleurésie gauche à grand épanchement, dont les premiers symptômes remontent à quinze jours.

Thoracentèse d'urgence le soir de l'entrée ; on retire un litre et quart d'un liquide jaunâtre, louche, légèrement hématique.

Les urines contiennent un disque albumineux épais. Hypertension artérielle.

Le 6 juin, le malade allait mieux et sa température baissait, lorsque, dans la nuit, s'étant levé pour aller à la chaise, il tomba sur le sol sans perdre connaissance. Ses voisins durent le reporter dans son lit. On constata, le lendemain, une hémiplégie droite complète et une hémianesthésie partielle de la face et des membres. Déviation des yeux à gauche. Aphasie motrice.

Amélioration dans les trois ou quatre jours suivants, puis l'épanchement pleural se reproduit et le malade meurt le 23 juin 1894.

L'examen ophthalmoscopique, pratiqué le lendemain et le surlendemain de l'ictus, *n'a pas révélé d'œdème de la papille* ni aucune lésion du fond de l'œil, sauf un staphylôme postérieur double très net.

Autopsie : Absence de lésions méningées. Hémisphère droit parfaitement sain.

Au contraire, à gauche, au-dessous des circonvolutions de l'insula qui sont repoussées en dehors, foyer hémorrhagique considérable ; la capsule interne et les noyaux centraux ont été fortement comprimés et même dilacérés. Circonvolutions fronto-pariétales intactes.

Le foyer hémorrhagique contenait au moins 50 grammes de sang de date récente, rappelant, suivant la comparaison classique, « de la gelée de groseilles de qualité inférieure »

Dans la plèvre gauche environ 500 grammes de liquide hématique. Cœur et péricarde sains.

Rein gauche volumineux, un peu pâle; la capsule se détache bien; mais les deux substances se différenciant mal.

Rein droit très petit, gros comme une fève.

OBSERVATION X (ABRÉGÉE)

(Due à l'obligeance de notre collègue J. PÉTOURAUD.)

Femme, 55 ans environ.

Arrivée salle des 1e femmes, service de M. Clément, dans le coma, le 3 juillet 1894.

Le 1er juillet, au matin, on l'a trouvée chez elle, étendue sans connaissance, avec paralysie du côté droit et aphasie complète.

Hémiplégie droite totale. Sensibilité obtuse (la malade est dans un demi coma).

4 juillet. Examen ophthalmoscopique par M. le Dr Clément : pas de signes de stase papillaire; vaisseaux plutôt d'un volume moindre que normalement. Staphylôme postérieur double.

Autopsie : Pie-mère très congestionnée. En séparant les deux hémisphères, on aperçoit dans le ventricule moyen du sang épanché. Dans l'hémisphère gauche, vaste foyer hémorrhagique siégeant surtout dans le ventricule latéral dont les prolongements sont pleins de sang. L'épanchement a pénétré jusque sous les circonvolutions de l'insula, et la substance cérébrale est dilacérée sur une large étendue; la quantité de sang n'est pas inférieure à 50 gr. au moins.

Hémisphère droit sain; mais le sang a pénétré dans le ventricule latéral de ce côté.

Rien au cœur. Reins presque sains.

OBSERVATION XI (RÉSUMÉE)

DIMITROWSKY et LEBEDEW. *Médecin Wiestnik*, n° 16.

Homme âgé de 22 ans; entre en état de somnolence, répond à peine. Avant la mort, aphasie. Céphalée et douleurs dans diverses parties du corps. Commissure labiale droite un peu abaissée : fente palpébrale gauche plus étendue qu'à droite : pupilles dilatées. Hémianopsie droite

Examen ophthalmoscopique : papilles rouges, à contours indécis, avec dilatation de la veine centrale.

A l'autopsie : Hémorrhagie occupant la plus grande partie de la couronne rayonnante de l'hémisphère gauche, et s'étendant dans la substance blanche temporale.

Dans ce résumé traduit du *Hirchberg's Centralblatt*, il n'est pas question de l'état des urines ni des reins.

OBSERVATION XII (RÉSUMÉE)

(Hosch. — *Zehender Monatsblat fur Augenheilk*, 1878, p. 281.)

Homme de 54 ans ; a, en mars 1875, une légère attaque apoplectique suivie de faiblesse dans la moitié gauche du corps et d'hémianopsie gauche.

En décembre 1875, nouvel accès un peu plus fort suivi de nouveau d'une amélioration. Troubles persistants de la vision.

En février 1876, on examine les yeux :

Acuité	OD = 16/20 OG = 16/30	H	OD = 1/30 OG = 1/30

A l'ophthalmoscope, légère rougeur des papilles dont les contours manquent de netteté ; des deux côtés aussi, *quelques hémorrhagies rétiniennes en stries.*

Traitement sans résultat. Même état des yeux en avril.

En avril 1877, nouveaux accès apoplectiques avec hémiplégie gauche.

En décembre, *examen ophthalmoscopique impossible.*

Le 28 janvier 1878, apoplexie violente avec hémiplégie droite. Mort deux jours après.

Autopsie : Athérôme généralisé jusque dans les plus petites ramifications des artères cérébrales ; à la convexité du cerveau, anévrysmes miliaires nombreux.

Dans la région du corps strié droit, grande cicatrice pigmentée s'étendant assez loin dans la couche optique et contenant un kyste du volume d'un pois.

A gauche, petit épanchement à la convexité et petite cicatrice dans le lobe pariétal ; grand épanchement récent ayant pénétré dans le 3e ventricule et causé une destruction étendue de la substance cérébrale. La bandelette optique droite est légèrement déprimée par un caillot récent. Pas d'autres lésions des nerfs optiques. (Dans l'observation, il n'est pas question d'œdème de ces nerfs.)

OBSERVATION XIII

REMAK, *Berl. Klin. Woch.* 23.

E. F., âgé de 56 ans, fort buveur, n'ayant jamais présenté de symptômes d'infection syphilitique.

L'après-midi du 2 mai, apoplexie avec perte de connaissance de dix minutes ; revenu à lui, il remue difficilement la jambe gauche. A son entrée, nouvelle perte de connaissance, puis paralysie de tout le côté gauche, y compris la moitié inférieure de la face, avec légère diminution de sensibilité et contracture du côté paralysé.

Choc cardiaque violent, sans souffle.

Le lendemain matin, reprend connaissance, puis retombe dans le coma à dix heures du matin, avec rotation permanente de la tête et des yeux à droite. Contracture des extrémités disparue.

Examen ophthalmoscopique à ce moment : des deux côtés, étranglement papillaire avec hémorrhagies étendues, toutes altérations plus marquées à droite.

Urine contenant une quantité moyenne d'albumine : mort le soir.

Autopsie : A l'ouverture du ventricule droit, épanchement sanguin plus gros qu'un œuf ; 3e et 4e ventricules envahis. Le noyau caudé et le tiers externe de la couche optique sont farcis par le sang. D'autre part, celui-ci a pénétré à travers le pédoncule, dans le locus niger, et un noyau hémorrhagique gros comme un haricot s'étend jusqu'à la bandelette optique, là où elle sort du corps genouillé externe. Quant au tractus optique lui-même et au chiasma, rien de spécial, sauf une coloration sanguine plus intense que d'habitude.

Par contre, le nerf optique droit, dans son trajet orbitaire, est changé en un cordon violacé plus volumineux que normalement, surtout à son entrée dans la sclérotique. Le gauche montre les mêmes altérations, mais à un moindre degré ; à sa surface alternaient des taches violacées et blanches.

Il s'agit donc d'un véritable hématôme vaginal des nerfs optiques.

Sur un œil enlevé, on trouve la papille agrandie et des hémorrhagies rétiniennes s'étendant, surtout le long des gros vaisseaux du côté temporal, mais existant aussi ailleurs.

Le microscope confirma l'existence d'un hématôme des nerfs optiques, s'étendant tout le long des deux gaînes vaginales, avec élargissement de l'espace intravaginal par la stagnation de la lymphe et par le sang épanché. Dans la papille, stagnation de la lymphe et augmentation du nombre des noyaux.

Hyperhémie avec hémorrhagies capillaires plus marquées dans la couche intermédiaire externe de la rétine et dans le tronc du nerf optique, depuis son entrée dans la sclérotique jusqu'à l'issue des vaisseaux centraux.

OBSERVATION XIV

(Bristowe.— *Ophthalmological. Society Brit. Med.*, 1886, I, p. 548)
Double névrite optique dans un cas d'hémorrhagie cérébrale.

Musicien, âgé de 55 ans. — Vu pour la première fois le 18 janvier. Souffrait de la tête depuis un an, et de diminution de la vue depuis six mois. Ni paralysie, ni diplopie, ni attaques.

Le 20 décembre 1885, perte subite de connaissance avec hémiplégie droite. Etat semi-comateux ; *paralysie* des sphincters. Hémiplégie droite complète avec suppression du réflexe plantaire et réflexes tendineux non exagérés. Hémianesthésie sensitive complète. Sensibilité spéciale impossible à contrôler. Temp. à 97° 4 F. ; pouls fort à 90 ; pas d'albuminurie. Déviation conjuguée de la tête et des yeux à gauche.

Le 30 janvier, examen des yeux par M. Nettleship : *papillo-rétinite avec hémorrhagies.* Le Dr Bristowe fit alors le diagnostic de tumeur cérébrale.

Etat de plus en plus mauvais ; mort dans le coma le 13 février.

Autopsie : Moelle épinière et méninges saines. Artères athéromateuses. A la surface de l'hémisphère gauche, au niveau de la partie postérieure de la couche optique, une tache de sang de la dimension d'une pièce de trois pences, indice superficiel d'une vaste cavité du volume d'un œuf de pigeon, contenant un caillot en partie décoloré, qui correspond à la couche optique. L'hémorrhagie avait rompu le segment postérieur de la couche optique interne et s'étendait dans la substance blanche du lobe temporal ; l'extrémité postérieure du noyau lenticulaire était aussi lésée. Cœur hypertrophié ; reins sains.

Discussion. — Le Dr Bristowe insiste sur la localisation exceptionnelle de l'hémorrhagie et la rareté de la névrite optique dans une simple hémorrhagie cérébrale.

Le *Dr H. Jackson* déclare que pareille complication doit être excessivement rare et signale l'erreur possible dans le cas où l'hémorrhagie serait consécutive à une tumeur. *D'autre part, un vaste épanchement sanguin peut être considéré comme un corps étranger.* Il est aussi extraordinaire que la déviation conjuguée de la tête et des yeux, phénomène habituellement transitoire, ait persisté six semaines.

Le *Dr Sharkey* fait remarquer que l'on ne trouve pas trace de gliôme autour du caillot. *Il n'est pas douteux,* ajoute-t-il, *que la névrite optique ne soit fort rare dans les cas d'hémorrhagie cérébrale* ; d'autre part celle-ci intéresse d'habitude le segment de la capsule interne. Mais ici, le segment postérieur avait été rompu et, sans doute, les radiations de Gratiolet endommagées, ce qui pourrait tout expliquer.

OBSERVATION XV (RÉSUMÉE)

(Due à l'obligeance de M. le Dr CLÉMENT, médecin de l'Hôtel-Dieu).

Homme 53 ans. Entré le 10 novembre 1880.

Ni alcoolisme ni antécédents pathologiques intéressants.

Il y a dix jours, vertige, puis aussitôt perte de connaissance de dix minutes de durée.

A conservé des douleurs vagues dans les membres, une grande faiblesse et une douleur céphalique vive sans localisation fixe et s'étendant jusqu'aux muscles de la nuque.

Pupille droite un peu plus dilatée que la gauche.

Le malade se plaint de n'y pas bien voir.

Somnolence; pas de paralysie des membres, mais légère déviation des traits vers la droite et sillon naso-génien plus prononcé de ce côté.

Rien au cœur ni aux poumons

Nausées fréquentes dans les premiers jours qui ont suivi l'ictus. Les urines ne précipitent ni par l'acide nitrique ni par la chaleur.

12 novembre. — Pendant la nuit, le malade s'étant levé pour aller à la chaise, a eu deux chutes sans perte de connaissance. La seconde fois cependant, à peine replacé dans son lit, il est tombé dans le coma qui persiste encore.

Tête tournée à droite : les membres soulevés retombent inertes des deux côtés, mais la résolution paraît plus complète à droite. Aucun mouvement réflexe de sensibilité.

A l'examen ophthalmoscopique, on constate que du côté gauche la papille est très nette dans ses contours, sans hémorrhagies, mais *les veines sont très gonflées. Sur la papille droite, nombreux foyers hémorrhagiques* récents, au nombre de dix au moins Quatre ou cinq d'entre eux ayant presque la dimension de la papille même, sont à sa périphérie, empiétant sur son limbe.

Mort le même soir.

Autopsie. A l'ouverture des méninges, issue d'une assez grande quantité de liquide sanguinolent. La pie-mère paraît congestionnée, et se détache facilement. Déformation légère du cerveau droit. Au moment de l'extraction, s'est échappé du lobe pariétal droit, probablement déchiré par l'hémorrhagie, un caillot du volume d'une noix. A la base, on voit encore des extrémités de caillots qui font hernie près de la scissure médiane, juste au niveau du bulbe olfactif.

Après coupe, on trouve dans les deux ventricules latéraux un énorme caillot dont le point de départ est évidemment à droite, mais qui a passé aussi dans le ventricule gauche. Le droit, contenant beaucoup plus de sang, est distendu par celui-ci, et il y a à sa partie antérieure une véritable lacération de la substance cérébrale. Le 4e ventricule est occupé par un caillot qui n'est probablement que le prolongement du précédent.

OBSERVATION XVI (RÉSUMÉE).

Due à l'obligeance de M. le Docteur CLÉMENT

B, femme, 58 a, entrée à l'Hôtel-Dieu le 3 Avril 1886.

4 Avril. — Hémiplégie gauche avant-hier. On a peu de renseignements : on sait cependant que très rapidement l'état de la malade est allé empirant, car hier matin elle parlait encore, tandis qu'hier soir la perte de connaissance était complète.

Hémiplégie gauche complète avec léger dégré de contracture plus marqué dans le membre inférieur.

Pas d'hémianesthésie : la malade s'agite quand on la pince d'un côté ou de l'autre.

Pas de déviation conjugée de la tête et des yeux.

Pupilles égales, moyennes, insensibles à la lumière, selles involontaires.

Examen opthalmoscopique : *Stase papillaire double*, plus marquée à droite. De ce côté, veines centrales fortement dilatées, le rameau veineux principal a pris les proportions d'une veine centrale normale, et un grand nombre de ramuscules, invisibles d'habitude, sont très apparents. Nous concluons de cet examen qu'il y a un foyer hémorrhagique très étendu ; et de l'examen clinique (contractures précoces) que son siège intéresse la paroi ventriculaire.

Le 7 avril, on note une escharre sur la fesse gauche.

Le 8, temp. vaginale = 40 5.

Coma de plus en plus profond ; résolution générale. Mort le 9.

A l'autopsie, à l'ouverture de la boîte crânienne, issue d'un liquide abondant. Au niveau du lobe occipital, on constate la présence d'un vaste foyer hémorrhagique.

OBSERVATION XVII

(Due à l'obligeance de notre collègue PAULY)

Rég. H. 41 a., terrassier, entré à St-Augustin le 25 juin 1894. Service de M. le professeur Bondet.

Il a eu il y a deux ans une hémiplégie droite.

Il y a deux jours, sans ictus, aphasie et hémiplégie. Aujourd'hui, le malade est dans le coma.

Hémiplégie droite flasque comprenant la face. Insensibilité complète. Rien au cœur Au pouls, il paraît y avoir un peu d'hypertension. Temporales sinueuses ; artères très athéromateuses.

27 juin. — Examen ophthalmoscopique OD : contours de la papille très diffus : veines dilatées et tortueuses ; les artères ne se voient pas. Au niveau de la macula, vaste hémorrhagie transversale ayant environ deux fois la largeur de la papille.

O. G. : contours un peu diffus, mais beaucoup moins qu'à droite ; vaisseaux un peu dilatés et tortueux, mais on voit bien les artères.

29 juin. — Autopsie : Foyer ocreux d'hémorrhagie ancienne dans la partie supérieure de la protubérance (moitié gauche).

Hémorrhagie considérable dans le ventricule latéral gauche ; le point de départ paraît être dans la capsule interne. Foyer ancien dans la capsule externe du côté droit : longueur de 0.02 cm. ; hauteur 0.025.

Reins petits. — Sclérose très nette dans la substance corticale. Mais celle-ci est encore épaisse et régulière.

OBSERVATION XVIII

Due à l'obligeance de notre collègue, J. Petouraud.

Femme, 35 ans ; deux atteintes douteuses de rhumatisme articulaire aigu.

Aurait eu déjà, il y a peu de temps, une attaque dont les suites n'ont pas persisté au-delà de deux jours.

Entre le 22 juin 1894, dans le service de M. le Dr Clément, salle des 4e femmes. État d'hébétude, mais non de véritable coma ; pleure dès qu'on l'interroge.

L'ictus a eu lieu le matin même de l'entrée, subitement, la malade étant au marché.

Hémiplégie droite incomplète ; parésie faciale du même côté.

Cœur : pointe dans le 5e espace, sur la ligne mamelonnaire ; matité cardiaque non augmentée. Rien à la palpation

A l'auscultation, roulement présystolique et dédoublement du second bruit. Rhythme mitral typique.

25 juin -- *Examen ophthalmoscopique* par M. le docteur Clément. Le fond d'œil est normal et ne présente pas d'œdème.

26 juin. -- Cette nuit, l'hémiplégie s'est brusquement accentuée, est devenue complète. Etat comateux d'où rien ne peut faire sortir la malade.

28 juin. — Décès dans la nuit.

30 juin. — *Autopsie* : Méninges normales ; pas d'œdème cérébral ; pas d'athérôme des artères de la base. A la naissance de la cérébrale antérieure gauche, et se prolongeant dans la sylvienne, on trouve un caillot allongé de plus d'un centimètre de longueur, en voie d'organisation, légèrement adhérent. Vaisseaux absolument sains à l'œil nu.

Sur la face externe de l'hémisphère gauche, après avoir enlevé la pie-mère, on trouve quelques petits foyers de ramollissement disséminés sur les circonvolutions rolandiques et au niveau du pli courbe.

En écartant la scissure de Sylvius pour reconnaître l'état de l'insula, celle-ci, sous l'influence de la traction, se déchire et laisse apercevoir sous l'écorce cérébrale un caillot sanguin du volume d'une grosse noix, d'origine très récente et prenant par places une teinte grisâtre due à un mélange assez intime du sang et de la pulpe cérébrale.

Rien dans l'hémisphère droit.

Cœur : Rétrécissement mitral très net ; les deux valves, accolées sur une grande partie de leur étendue, admettent avec peine la pulpe digitale de l'index : bords légèrement indurés.

Rien aux autres orifices.

OBSERVATION XIX

N. Pitt

Garçon de 14 ans. Admis avec asystolie, vomissements et mal de tête, le 18 avril. Nettement aphasique le 23 avril. *Double névrite optique.* Pouls radial et fémoral presque supprimé à gauche, le 30 avril ; mal de tête intense, rigidité, paralysie du côté gauche, déviation des yeux à droite, le 11 Mai. Paralysie faciale droite le 17 Mai. Rigidité du bras droit ; il devient de plus en plus assoupi et meurt le 22 Mai.

Autopsie. — Du côté droit, ramollissement étendu à tout le domaine irrigué par l'artère cérébrale moyenne, mais l'embolus ne fut pas découvert. Dans la masse ramollie, *trois onces de sang étaient extravasées.* Des embolies furent trouvées dans la droite extérieure et la cérébrale moyenne gauche : le lobe frontal gauche était ramolli ; endocardite fongueuse de la valvule mitrale. Infarctus de la rate, des reins et de la poplitée droite Néphrite aigüe.

XX

Traduction d'un passage du Mémoire de *Remak* (Loc. cit.)

Plusieurs faits d'hémorrhagie cérébrale avec troubles du fond de l'œil.

Il est une série de cas présentant de beaucoup l'intérêt le plus grand : ceux dans lesquels l'hématôme des gaines et l'étranglement papillaire se joignent directement à une apoplexie de la masse du cerveau, accompagnée de son principal symptôme, la paralysie hémiplégique.

On peut admettre entre eux une distinction, autorisée par ce fait que dans certains cas l'hémorrhagie provenait d'un gros anévrysme, toujours facilement visible et situé au voisinage de la scissure de Sylvius, et s'était étendue dans l'espace subdural et le cerveau, tandis que dans les autres il s'agissait d'une hémorrhagie des centres du cerveau propagée jusqu'à la base du crâne et dans les gaînes des nerfs optiques, après irruption à travers le manteau cérébral.

La première catégorie de faits présente trois observations qui présentent une grande analogie :

a) *Mackensie* (1) parle d'un anévrysme de la grosseur d'une noisette, situé presque à la naissance de la sylvienne droite;

b) *Samt* (2) d'un anévrisme de la grosseur d'une cerise, sur la sylvienne gauche;

c) *Furstner* (3) enfin, d'un anévrysme du volume d'un noyau de cerise, à l'endroit où la carotide interne gauche se divise en artère sylvienne et en artère du corps calleux.

Outre l'important épanchement de sang situé à la base du crâne, et l'hématôme des gaines — qui, pour Mackensie, existait seulement à droite, pour Samt prédominait à droite, et, dans le cas de Furstner, s'étendait également des deux côtés — l'hémorrhagie avait envahi aussi les ganglions centraux du cerveau et le ventricule latéral correspondant.

Dans les deux cas où l'hématôme des gaines et la papille étranglée prédominaient d'un côté, on constatait l'hémiplégie de la moitié correspondante du corps. Toujours, l'attaque d'apoplexie fut précédée de signes précurseurs, et l'évolution graduelle, de sorte qu'on pouvait observer la papille étranglée longtemps avant la mort.

Nous devons les autres observations, celles de la deuxième

(1). — Mackensie. *Prakt Abhandlung, über die krankheiten des Auges.* 1832 s. 777.

(2) Samt. — *Casuistische Mittheilungen aus der psych Klinik des Herrn prof Westphall.* Berl Klin Woch. n° 10.

(3) Furstner *In der oben eirtiten Abhandlung*, S. 17.

catégorie, à H. Jackson (1). Cet auteur, dans un travail sur deux apoplexies du cerveau, l'une dans le lobe frontal, l'autre dans le lobe temporal, toutes deux accompagnées de papille étranglée, ne fait pas mention de l'hématôme des gaines, lien habituel entre les deux phénomènes.

Au contraire, *Michel* (2) dans ses « Documents pour servir à la connaissance de l'origine de la papille dite rétrécie », parle d'un important épanchement de sang dans la couche optique droite et le corps strié, avec irruption à travers l'enveloppe cérébrale, dans la région du lobe pariétal, descente du sang vers la base du cerveau et envahissement des deux gaines des deux nerfs optiques. L'examen microscopique de la papille, aussi bien que l'examen ophthalmoscopique du fond de l'œil pendant la vie, nous manquent malheureusement.

Dans ces derniers temps (1886), *Bristowe* (3) rappelle un cas de papille étranglée vu par *Nettleship* chez un malade atteint d'hémiplégie du côté droit et d'hémianesthésie.

Dix jours après la première attaque il se produisait une augmentation de la perte de connaissance, une légère contracture au bras droit, une rotation à gauche de la tête et des yeux.

Environ trois semaines plus tard Nettleship trouvait aux deux yeux une papille rétrécie, avec hémorrhagie; deux semaines après la mort se produisait. A l'autopsie, on constatait un épanchement de sang de la grosseur d'un œuf de pigeon, dans la couche optique gauche, avec ouverture à travers la partie postérieure de la capsule interne dans le *lobe temporal et le noyau lenticulaire.*

On ne dit pas un mot, dans le compte rendu, des *nerfs optiques*, d'où l'on peut conclure qu'ils n'ont pas été examinés.

Ainsi, il est arrivé que les rapports de l'apoplexie cérébrale avec la papille étranglée sont restés tout à fait obscurs aux yeux des observateurs, et laissent libre cours aux doutes et à toutes les conjectures possibles.

(1) H. Jackson. — *Zehender's Klin. Monatsbl.*, 1880, S. 113.
(2) Michel. — *Arch. fur Heilkunde*, XIV, S. 56-57.
(3) Bristowe. — *Brit. Med. J.* March., 20, p. 548.

Origines des observations d'embolie cérébrale

QUI ONT SERVI A LA CONFECTION DU MÉMOIRE

Obs. 1. — BERTIN. *Étude critique sur l'embolie.*
Obs. 28 due à J. SIMPSON.
— 2. — Id. — — 30 — S. KIRKES.
— 3. — Id. — — 43 — V. DÖBEN.
— 4. — Id. — — 56 — V. DER BYL.
— 5. — Id. — — 74 — THÜNGEL.
— 6. — Id. — — 90 — B. COHN.
— 7. — Id. — — 91 — Id.
— 8. — Id. — — 94 — Id.
— 9. — Id. — — 97 — Id.
— 10. — Id. — — 110 — OPPOLZER.
— 11. — BALLET. *Recherches anatomiques et cliniques sur le faisceau sensitif.* Obs. V. (NOTHNAGEL).
— 12. — Id. — — XXIV (POULIN).
— 13. — Id — — XXII OULMONT et G. SÉE.
— 14. — LEUDET. *Le rétrécissement tricuspidien.* Obs. CX.
— 15. — G. LION. *Essai sur la nature des endocardites infectieuses.* Paris, 1890. Obs. IV (LANCEREAUX).
— 16. — BRIQUET. *De l'état du cœur gauche dans les maladies mitrales.* Paris 1890.
Obs. XII (THIBAUDET).
— 17. — Id. — — XXXIII (BRIQUET).
— 18. — Id. — — XXXVIII id.
— 19. — BERNHEIM et SIMON. *Recueil de faits cliniques*, Paris 1890. Obs. XXIII.
— 20. — SCHUTZENBERGER. *Fragments d'études pathologiques et cliniques* (1879) p. 277.
— 21. — Id. — p. 285.
— 22. — Id. — p. 301.

Obs. 23. *Hémiplégie gauche chez une gauchère.* Prof. L. Revilliod. Obs. I. *Revue Méd. de la Suis. Rom.* 1889, p. 595.

— 24. Id., Obs. II.

— 25. — V. Seguin. *De l'hémianopsie corticale Arch. de neurol.* mars 1886. (Haab.)

— 26. — Id. — (Seguin).

— 27. — Tison. G. des hôp. 5/12, 1889.

— 28. — Bristowe. *On speedy recovery from the effects of cerebral embolism.* Brain, 1888, XI. p. 78, case I.

29. — Id. — — — II.

30. — Barbier. *Embolies multiples.* Fr. Méd. 1888, p. 75.

— 31. — Lauder Brunton. *Notes of a case of hémiplégia.* Saint-Barth. Hosp. Rep. 1891.

— 32. — Bouchut. *Des embolies du cerveau chez les enfants. Gaz. des Hôp.*, 27/5, 1869.

— 33. — Grancher. *Gaz des Hôp.*, 1886, p. 613.

— 34. — F. W. Mott. *Aneurysm following embolism of the anterior cerebral; rupture into the right lat. ventricule.* Brain., 1889, p. 143.

— 35. — Duthait. *L. Méd.* 1876, 11/6. *Embolie du tronc basilaire.* Mort rapide.

— 36. — Jaccoud. *Clin. de la Pitié,* 1885-1886, p. 1.

— 37. — Th. M. Chadwick. *Embolie of the basilar artery. Brit. Méd.* Feb. 27, 1886.

— 38. — Mayet. *Note sur un cas d'oblitération de l'artère basilaire. L. Méd.*, 6.1, 1884.

— 39. Th. Wicks. *Cerebral embolism occuring in a girl aged nine years and eleven months* Lancet, 20/1, 1894.

— 40. — Seymour J. Sharkey. *Embolism of the right middle cerebral artery. Méd. ch. Trans.*, 1884, p. 265.

— 41. — Rauchfuss. *Compt. rend. de la Soc. de Méd. allem.*, 23/1, 1878, Saint-Pétersbourg.

— 42. — R. Lépine. *Sur la cause des ecchymoses du péricrâne dans l'apoplexie*

— 43. — Th. Peacock. *Obstruct. and regurgit. disease of the mitral... bloody tumour of thigh. — Trans. of the path. soc. of London,* 1872. T. XXIII, p. 61.

Obs. 44. — ROBERT KING. *A case of aortic and mitral valvular disease with extensive infarctus of the spleen and cerebral suftening*. Id. p. 63.

— 45. — W. CAYLEY. *Mitral stenosis... embolism of left inferior parietal lobule ; thrombosis of femoral arteries*. Id., 1878, p. 60.

— 46. — CORNIL. *Endocardite valvulaire. Embolie de l'artère sylvienne...* (*Bull. de la Soc. Anat.*, 1865, p. 31).

— 47. — HOWARD H. TOOTH. *Lancet*, 12 novembre 1892.

— 48. — DÉJÉRINE. *Note sur un cas de myocardite interstitielle primitive* (*Bullet. de la Soc. anat.*, 1880. p. 144).

— 49. — NETTER. Id., 1882, p. 80.

— 50. — LIOUVILLE. *Soc. de biologie*. 1868, Comptes rendus, p. 159.

— 51. Thèse de BOE. *Aphasie consécutive aux maladies du cœur*. Paris 1880. Obs. I due à DUGUET

— 52. — Id. — — XV (PASTOL).

— 53. — Id. — — XXIV (BARLOW).

— 54. — Id. — — XXV (NIEMEYER)

— 55. — Id. — — XXVI ?(King's col. Hosp.).

— 56. — Id. — — XXVIII (WRANG).

— 57. Thèse de JEANNIN. *L'embolie cérébrale de la sylvienne droite*. Paris, 1894. Obs. III due à WEST.

— 58. — Id. — — IV (CH. REMY).

— 59. — Id. — — VI (OLIVIER).

— 60. — Id. — — VII (DUGUET).

— 61. — *Personnelle*. Service de M. le Dr BOUVERET, médecin de l'Hôtel-Dieu.

— 62. — Id. Id.

— 63. — Id. Due à notre collègue *Regaud*. service de M. le D[r] PIC, médecin des hôpitaux.

CONCLUSIONS

1° Au point de vue commémoratif, sont à retenir en faveur de l'embolie cérébrale plus que de l'hémorrhagie :

a). A une époque éloignée ou récente soit des attaques de rhumatisme articulaire aigu ou de chorée, soit des signes d'obstructions artérielles des membres, des viscères ou de la peau :

b). L'ictus survenant plusieurs jours après l'accouchement, ou chez une malade non albuminurique, au moment même de l'accouchement.

Il semble que l'embolie, au moins autant que l'hémorrhagie, soit surtout fréquente en hiver.

2° Il est habituel que, dans les heures ou les jours qui suivent l'ictus hémorrhagique, les symptômes de lésion cérébrale subissent une aggravation progressive. Dans l'embolie, au contraire, le plus souvent, la paralysie diminue durant les deux ou trois jours suivants ; il est vraisemblable que ce soulagement est dû au rétablissement partiel de la circulation à la périphérie de l'infarctus.

3° La localisation de l'hémiplégie à gauche ne devra pas être regardée comme raison importante d'exclure l'embolie cérébrale ; elle ne constitue contre celle-ci qu'une faible probabilité.

4° Les contractures précoces, le rhythme de Cheyne-Stokes — à un moindre degré la déviation conjuguée de la tête et des yeux — fournissent une assez forte présomption en faveur de l'hémorrhagie cérébrale contre l'embolie.

5° Autant l'hypertrophie cardiaque d'origine rénale se rencontre fréquemment dans l'hémorrhagie cérébrale, autant sont rares les lésions valvulaires endocarditiques. Cependant il y a des exceptions : mais alors, dans la presque totalité des cas — surtout s'il s'agit d'un processus endocarditique encore aigu — l'hémorrhagie cérébrale est amenée par un embolus : *hémorrhagie embolique* La formation d'un anévrysme est l'intermédiaire habituelle entre les deux lésions: la symptomatologie dominante est alors celle de l'hémorrhagie.

Dans le cours d'une cardiopathie valvulaire, le diagnostic embolie cérébrale sera donc toujours fait préférablement quel que soit le tableau clinique.

6° Même règle de 0 à 20 ans. A cet âge l'embolie cérébrale n'est pas absolument rare. L'anévrysme miliaire au contraire, étant alors exceptionnel, l'hémorrhagie cérébrale ne s'y rencontre guère, en dehors d'un état général comme l'hémophilie ou des tumeurs cérébrales, *à moins qu'elle ne soit la conséquence d'un anévrysme embolique.*

7° Dans l'hésitation, on cherchera soigneusement, par l'examen de la peau, des trajets vasculaires des membres, de l'état de la rate et des reins, certains éléments de diagnostic dont la constatation serait presque décisive en faveur de l'embolie: les oblitérations artérielles en dehors du cerveau, oblitérations pouvant aboutir exceptionnellement à la formation d'anévrysmes.

8° L'embolie cérébrale aussi bien que l'hémorrhagie ne cause que très exceptionnellement la mort absolument subite et instantanée. On peut même dire qu'à part les cas où elles se localisent dans le tronc basilaire, la carotide interne, ou simultanément dans les deux sylviennes, les embolies occasionnent rarement la mort par leur seule influence.

Dans les cas où, pour d'autres raisons sérieuses, le diagnostic embolie encéphalique est vraisemblable, la constatation d'une hémiplégie alterne, ou la tendance de la paralysie à se généraliser à tout le corps, feraient soupçonner la localisation dans la basilaire.

9° L'embolie rétinienne possède une haute valeur diagnostique, mais coïncide bien rarement avec l'embolie du cerveau.

D'autre part, en l'absence d'albuminurie, l'œdème de la papille et les hémorrhagies rétiniennes — surtout la papille étranglée — fournissent une présomption sérieuse en faveur d'une hémorrhagie cérébrale accomplie, et d'une hémorrhagie grave. Mais, coïncidant avec des symptômes de néphrite avancée, on ne peut guère lui attribuer d'autre importance que de souligner la prédisposition du sujet à l'hémorrhagie cérébrale.

En tout cas, le résultat négatif de l'examen ophthalmoscopique ne devra pas faire rejeter le diagnostic hémorrhagie cérébrale, ni même être considéré comme excluant une hémorrhagie abondante, car les lésions rétiniennes dépendant directement d'un épanchement encéphalique ne semblent exister que dans la minorité des cas.

Il est probable enfin qu'elles sont transitoires et sujettes à rétrograder à mesure que diminue, par rétraction et résorption du caillot, la compression cérébrale qu'il avait d'abord causée.

34 213. — Imp. A. Wellhoff. — F. Legrandet et Cie, réc. — 1906.

www.ingramcontent.com/pod-product-compliance
Ingram Content Group UK Ltd.
Pitfield, Milton Keynes, MK11 3LW, UK
UKHW012046240726
13965UKWH00003B/1081

9 782013 070249